WESTEND

Mit Unterstützung von

Die Beauftragte der Bundesregierung
für Kultur und Medien

VG WORT

NEU
START
KULTUR

Sira Huwiler-Flamm

Hinter dem Tellerrand

Warum uns erst Essen zu Menschen macht

WESTEND

Impressum

Mehr über unsere Autoren und Bücher:
www.westendverlag.de

Die Deutsche Nationalbibliothek verzeichnet diese Publikation in der Deutschen Nationalbibliografie; detaillierte bibliografische Daten sind im Internet über http://dnb.d-nb.de abrufbar.

MIX
Papier | Fördert gute Waldnutzung
FSC® C014889

ISBN: 978-3-98791-319-8
1. Auflage 2025

Umschlaggestaltung: Buchgut, Berlin
Lektorat: Emil Fadel
Satz: Publikations Atelier, Weiterstadt
Druck und Bindung: Friedrich Pustet GmbH & Co. KG, Gutenbergstr. 8, 93051 Regensburg
Printed in Germany

Inhalt

VORWORT
Was Essen für uns Menschen bedeutet

Wir alle essen – mal mit Lust und Genuss, mal mit schlechtem Gewissen und Scham, mal mit Freunden und der Familie, mal ganz für uns alleine. Wir kochen mit Stolz unser erstes eigenes Steinpilz-Risotto, freuen uns auch mit 30 oder 40 Jahren noch, wenn unsere Großmutter Pfannkuchen oder ihren Sonntagsbraten macht – der nur bei ihr genauso schmeckt, wie er schmecken soll! Wir probieren mit Verwunderung zum ersten Mal peruanische Leche de Tigre oder koreanisches Kimchi und reisen bei Restaurantbesuchen durch die buntesten, vielfältigsten und andersartigsten Geschmäcker, die unsere weite – zum Glück globalisierte – Welt zu bieten hat. All diese Momente haben eines gemeinsam: Sie wecken Emotionen in uns!

Essen ist das Normalste der Welt und doch gleichzeitig etwas sehr Besonderes. Es hält uns am Leben und trägt zur körperlichen und geistigen Gesundheit bei. Diverse Studien zeigen: Wer sich gut, vielseitig und ausgewogen ernährt, lebt länger. Aber es ist auch etwas sehr Soziales, bringt Menschen an einen gemeinsamen Tisch, an dem geteilt, debattiert, verhandelt, gestritten und sich wieder versöhnt wird. Ein mit Zeit und Liebe zubereitetes Mahl drückt Wertschätzung aus und schenkt Geborgenheit. Mit Essen zollen wir geliebten Menschen, fremden Gästen und auch Sterbenden Respekt. Essen kann Willkommen und Abschied bedeuten. Essen kann Festtag und Alltag bedeuten. Essen kann Wertschätzung und Verschwendung bedeuten. Essen hat die Macht, Menschen und ganze Kulturen einander näher zu bringen – oder ganz im Gegenteil: Sich abzugrenzen und nur einem auserwählten Kreis vorbehalten zu sein. Essen kann aber auch Mittel zum Zweck sein: Lifestyle, politisches Statement oder Instrument, um mit Verzicht auf Fleisch, Selbstversorger-Anbau im Hochbeet oder strikt lokaler, plastikfreier Einkaufsstrategie, die Welt mit den eigenen kleinen Mitteln ein Stückchen besser zu machen. In den letzten Jahren gibt es einen regelrechten Food-Start-up-Boom: Junge Gründer, die sich zum Ziel gesetzt haben, mit hyperregionalen, nachhaltigen oder veganen Produkten einen Beitrag gegen den Klimawandel zu leisten und gleichzeitig Geld zu verdienen. Auf der anderen Seite werden eine Handvoll Großkonzerne durch den gekonnten Anbau, Handel und Verkauf gewisser Lebensmittel und Fertigprodukt-Zusammensetzungen stinkreich, während Menschen in den ärmsten Regionen dieser Erde auch heute noch Hunger leiden.

Mit diesem Buch will ich genauer hinschauen. In 20 Thesen beleuchte ich verschiedene Bedeutungen des Essens. Dass mein Sachbuch aber nicht nur trockene Theorie, sondern auch jede Menge fesselnde, anschauliche und berührende Geschichten erzählt, ist mir sehr wichtig.

Ich selbst bin begeisterte Hobbyköchin, faszinierte Restaurantgängerin und binge an verregneten Wochenenden am liebsten Kochsendungen, die in internationale, ausgefallene, kulinarische Welten entführen. Dass hinter dem Thema Essen aber sehr viel mehr steckt, als nur Genuss, habe ich auch in meinem Berufsalltag als Journalistin gelernt. Ich lernte in den vergangenen 16 Jahren Menschen kennen, für die Essen der größte Feind ist – sei es, weil die Kilos auf der Waage und der Blick in den Spiegel quälend sind oder weil sie sich fast zu Tode gehungert haben. Bei Reportagen ließ ich mich von Leidenschaft und Tatendrang veganer Bäckerinnen anstecken; ich aß preisgekrönte Schwarzwälder Kirschtorte, die die Bäckermeisterin Ramona Bizenberger auch schon für die Queen, Michael Jackson und Paul McCartney serviert hat. Ich lief mit Sterneköchen und Kräuterhexen durch Wälder und Wiesen, um frisch von der Wiese gepflückte Wildkräuter und -blüten zu kosten, putzte bei meinem einzigen Fernsehpraktikum in ganz jungen Jahren Johann Lafers Grill und wurde danach mit Häppchen von Zebra-Bratwurst und einem dankbaren Lächeln der Fernsehkoch-Legende belohnt. Ich besuchte Bauernhöfe, die Blümchenkaffee aus Lupinen machen; lernte von Ärzten, Heilpraktikern und Patienten, dass man sich gesund essen kann – auch wenn es vermeintlich schon zu spät ist! Ich las Bücher, sprach mit Experten, recherchierte; aß mit alemannischen Narrenvereinen zur Fasnacht traditionelle Mehlsuppe oder probierte mich während des zweiten Corona-Lockdowns in einer Online-Degustation durch die torfigsten und ausgefallensten Whiskeys der Welt. Ich besuchte Start-ups, die mit technologischen Ideen und ausgefeilten Produkten Foodwaste reduzieren wollen – oder sogar Rindfleisch im Labor züchten, um den Welthunger in Zukunft ohne Tierleid stillen zu können. Ich erntete Feldsalat, Spargel und Erdbeeren im Markgräflerland frisch vom Acker, kostete scharfe Micro-Greens aus der hochmodernen Aquaponik-Kreislauf-Anlage in Zürich; sprach mit einst erfolgreichen Unternehmerinnen, die Big-Business und Festanstellung liebend gerne gegen einen Bio-Schweinchenhof oder den Vertrieb selbst gemachter Grünkohl-Chips eingetauscht haben. Ich besuchte Menschen, die plastikfrei leben, guerilla-mäßig brachliegende Stadtflächen mit Essbarem bepflanzen, Fairteiler-Stellen für übrig gebliebene Lebensmittel organisieren, oder Getreidemüller, die bereits seit 200 Jahren, in sechster Generation, die Familientradition im Südschwarzwald aufrechterhalten.

Über die Jahre habe ich unzählige Menschen getroffen, interviewt und begleitet, für die Essen eine besondere Bedeutung hat. Manche habe ich für dieses Buch ein zweites oder drittes Mal gesprochen, andere erst ganz neu kennengelernt. Bei all den Alltagshelden, Foodbegeisterten, Forschenden, Spitzenköchinnen und -köchen möchte ich mich für die Unterstützung bedanken. Was ich von Ihnen allen gelernt habe? Essen ist ein großartiges Thema, über welches zu lernen, zu sehen, zu erschmecken und zu schreiben ich nie müde werden könnte.

KAPITEL 1
20 Thesen, die Essen ESSENziell machen

1. These: ESSEN IST … HEIMAT

Kulturelle Heimat: Abenteuerurlaub? Nicht ohne meine Butterbrezel

Nach dem Abitur reiste ich mit meiner Freundin sechs Wochen lang durch Südostasien: Wir aßen duftende Chicken-Currys, frittiertes Street Food, exotische Früchte, die ganz neu und aufregend für unsere süddeutsch geprägten Geschmacksknospen waren. Schön und gut, aber wir begannen irgendwann von Butterbrezeln und Omas Hackbraten zu träumen – und hätten für eine Scheibe Vollkornbrot alles getan. Als wir dann nach über drei Wochen auf Reisen in Nordbali plötzlich vor einem kleinen, schnuckeligen Laden mit dem Schild »German Bakery« standen, konnten wir unser Glück kaum fassen: Vollkornbrötchen und Bierschinken, Emmentaler, Leberwurst und ein ganzes Glas Essiggurken verputzten wir schmatzend und überglücklich direkt vor dem Laden auf Plastikhockern. Die Sehnsucht nach heimischen Geschmäckern war so groß, dass wir den CO_2-Fußabdruck und auch die rund 30 Euro für ein Abendessen in Kauf nahmen (normalerweise konnte man davon als Backpacker drei bis vier Tage lang gut leben).

Wer fernab der Heimat sein ganz persönliches Soul Food isst, fühlt sich geborgen, aufgehoben und daheim! Der Volkskundler

Ulrich Tolksdorf beschreibt das als eine »Konstanz der traditionellen Ernährungsweise«, etwa bei Flüchtlingen, Emigranten und Gastarbeitern zu beobachten, und bezieht sich dabei auf zahlreiche Ernährungsuntersuchungen. So wie wir als Deutsche in Asien von Vollkornbrot statt Reissuppe zum Frühstück träumen, so mag ein Italiener in Norddeutschland vermutlich auch nicht ständig Salzkartoffeln essen, nur weil man das dort eben so macht. Dass wir mögen, was wir schon immer gemocht haben, ganz nach dem Motto »Was der Bauer nicht kennt, das frisst er nicht« nennt man »Geschmackskonservatismus«. Laut *Spektrum*-Magazin führt allein der häufige Kontakt mit Speisen zu einer Präferenz für das entsprechende Nahrungsmittel. »Auf diese Weise wird durch die Essgewohnheit die Nahrungsmittelpräferenz von einer Generation an die nächste weitergegeben.«

Übrigens: Von unserem sechswöchigen Südostasien-Trip zurück im kalten Deutschland angekommen, kochte ich dann wieder liebend gerne seifig-scharfe Glasnudelsalate mit frischem Koriander, Hähnchen in Sesammantel mit Erdnusssoße – und an einem Heiligabend sogar einmal für meine komplette Familie Gemüse-Tempura-Spieße und ein scharf-würziges Thaicurry. Essen kann Lücken füllen und sowohl Heimweh als auch Fernweh stillen – je nach aktuellem Bedürfnis!

Essen ist immer auch ein Stück weit Kultur. Weltweit landen nämlich die unterschiedlichsten Zutaten in Kochtöpfen. Und je nachdem, wo und zu welcher Zeit man aufgewachsen ist, kann man damit etwas anfangen oder nicht. Für meine Oma ist die Vorstellung, Sushi – beziehungsweise rohen Fisch – zu essen, schon verstörend. Die »Seafood-Studie 2014« des Marktforschungsunternehmens Ipsos zeigt, dass tatsächlich zwei Drittel der über 50-Jährigen in Deutschland nie Sushi essen. Mein ältestes Patenkind Emma (2011 geboren) hat hingegen schon mit vier Jahren am liebsten California Rolls gegessen, weil sie mit dem japanischen Restaurant um die Ecke aufgewachsen ist und ihre Mama Sushi liebt.

Eine Journalisten-Kollegin erzählte mir mal von einer Hochzeit, zu der sie und ihr Mann in der chinesischen Provinz Shandong eingeladen waren – und bei der tatsächlich jede Menge China-Klischees auf der Festtafel standen: Schildkrötensuppe im Panzer zur Vorspeise, unzählige Tellerchen mit Käfern, Hühnerfüßen und Hundefleisch zum Hauptgang. »Wir konnten es einfach nicht glauben – und natürlich auch nichts davon essen«, sagte sie kopfschüttelnd, »der Kopf hat das einfach nicht zugelassen!« Weitere Essensbeispiele, die einem Deutschen die Nackenhaare zu Berge stehen lassen, gibt es unzählige: Meerschweinchen in der Andenregion (Cuy), Froschschenkel in Frankreich, der Westschweiz, Belgien und Luxemburg (Cuisses de Grenouille), Gammel-Grönlandhai in Island (Hakarl), Quallensalat oder Seeigel in Japan, Ameisen-Larven in Mexiko (Escamol), gegrillte Ratte sowie sehr weit angebrütete Enten- oder Hühnereier in großen Teilen Südostasiens (Balut). Warum das für uns nicht wirklich Kochzutaten oder lecker klingende Gerichte sind? Zum einen bestimmt die Region das Angebot, zum Beispiel werden am Meer viele verschiedene Meeresfrüchte, Fische und Algen gegessen, während der Durchschnittsdeutsche in der Regel regelmäßig nicht viel mehr als Lachs (26 Prozent), Garnelen (12 Prozent), Seelachs (10 Prozent) und Thunfisch (9 Prozent) – oft in Fertiggerichten oder aus der Dose – zubereitet. Zweitens hat die wirtschaftliche Situation der Menschen sicher einen Einfluss darauf, ob wilde Kräuter, Wurzeln und Krabbeltiere regelmäßig auf dem Esstisch landen oder mittlerweile mehr auf kultivierte Gemüse- und Fleischsorten zurückgegriffen wird. Doch zusätzlich sind unsere kulinarischen Vorlieben auch stark von unseren Werten und Erfahrungen geprägt: »Es sind die Normen und Konventionen der Gesellschaft, die bestimmen, was als Nahrungsmittel angesehen wird, was und wie es bei welchem Anlass (in welcher Situation) gegessen wird«, schreibt Ulrich Tolksdorf. In jedem Kulturkreis gibt es also relativ klare Regeln und Normen, was auf den Speiseplan gehört – und was nicht. Wir essen keine Hunde oder Meerschweinchen, weil sie bei uns geliebte Haustiere sind. Wir möchten keine Ratten oder andere Krabbeltiere essen, weil sie spätestens seit den großen Pestausbrüchen im Mittelalter als dreckige Krankheitsüberträger gelten.

Außerdem prägt die vorherrschende Religion, ob wir nun an Gott glauben oder nicht, die Essgewohnheiten ganzer Kulturkreise. Denn innerhalb von Religionsgemeinschaften gelten oft klare Verbote, wie im Islam und im Judentum etwa der Verzicht auf Schweinefleisch und -blut, weil es als »unrein« gilt; im Hinduismus gilt die Kuh als heiliges Tier – was zum Verzicht auf Rindfleisch führt. Christen sollen in der Fastenzeit, also in den 40 Tagen zwischen Aschermittwoch und Ostern komplett auf Fleisch und tierische Produkte verzichten. Findige Schwaben haben deshalb, vermutlich bereits zur Zeit des Dreißigjährigen Krieges (1618–1648), die vielseitigsten Maultaschen-Rezepte entwickelt. In der würzigen Füllung versteckt sich in der Regel Fleisch, aber weder Gott noch die Mitmenschen können das sündige Innere erahnen. »Herrgottsb'scheißerle« nennen Schwaben ihre Maultaschen deshalb auch liebevoll. »Praktisch jede Religion greift in das Essverhalten ihrer Anhänger ein«, schrieb der Deutschlandfunk-Journalist Christian Röther 2020 in einem Beitrag mit dem Titel »Speisevorschriften in Religionen – Du bist, was du isst«. Aber warum eigentlich? Das biete Orientierung, schaffe Ordnung, stifte Identität und biete die Möglichkeit der Abgrenzung zu anderen Glaubensgemeinschaften, zitiert Röther den Religionswissenschaftler Mehmet Kalender von der Universität Göttingen. Speiseverbote sind »sowohl Symptom als auch Instrument der sozialen Gliederung«, schreibt auch der deutsche Soziologe Karl Heinz Pfeffer.

Emotionale Heimat: Mit Geschmack und Duft zurück in die Kindheit

Kochen ist Heimat, der Geschmack eines Familienrezepts erfüllt uns mit Geborgenheit und Liebe. Und die Spaghetti Bolognese oder den Schweinebraten mit Knöpfle können nur Mama oder Papa so einmalig, so einzigartig, so lecker zubereiten. Der Hamburger Fernsehkoch Tim Mälzer, der bereits mehrere Heimat-Kochbücher herausgebracht hat und sich selbst eher als emotionalen Koch bezeichnet, statt auf aufwändiges Chichi zu setzen, sagte 2018 in einem Interview mit der *SZ*-Redakteurin Carolin Gasteiger:

> »Heimat hat ja wenig mit der Region zu tun, in der man aufwächst, sondern mit dem Elternhaus. Je nachdem mit welchem Essen man von klein auf konfrontiert wird – der kulinarische Eindruck bleibt. Und der bildet schließlich die geschmackliche Heimat.«

Sein höchstes kulinarisches Ziel? »Ich möchte die Leute berühren und einen heimatlichen Gedanken in meine Gerichte hineinbringen.« Gelingen könne das nur mit Emotionalität und nicht mit Perfektion. »Diese Emotionalität zu erzeugen, schaffe ich mit Produkten und Aromen, die uns bekannt sind«, sagt Mälzer.

Und das Bekannte schmeckt uns eben nicht nur, sondern weckt auch auf faszinierende Weise Erinnerungen: Wenn mein Mann Apfelschorle trinkt, fühlt er sich augenblicklich an den Mittagstisch von seiner Oma Resi versetzt – und ist wieder der kleine Bub, der gleich mit dem Turnbeutel am Fahrradlenker zum Fußballtraining den Berg hinauf zum Sportplatz fahren muss. Beim Geschmack von Himbeersirup und -konfitüre stehe ich sofort unbeschwert und voller kindlicher Sammelfreude im Garten meiner Schweizer Großmutti mit knallroten Fingerkuppen zwischen den

Himbeerbüschen und pflücke die süßen, reifen Früchte in mein Weidenkörbchen. Marcel Proust führt in seinem Roman *Auf der Suche nach der verlorenen Zeit* (1913) »bedrückt durch den trüben Tag und die Aussicht auf den traurigen folgenden, einen Löffel Tee mit dem aufgeweichten kleinen Stück Madeleine drin an die Lippen« und verspürt von einer auf die andere Sekunde »ein unerhörtes Glücksgefühl«. Der Sandkuchen in Form einer Jakobsmuschel mit schwarzem Lindenblütentee von Tante Léonie schmeckt ihm nicht nur hervorragend: »Mit einem Schlage waren mir die Wechselfälle des Lebens gleichgültig, seine Katastrophen zu harmlosen Missgeschicken, seine Kürze zu einem bloßen Trug unsrer Sinne geworden; es vollzog sich damit in mir, was sonst die Liebe vermag«, beschreibt er, »ich hatte aufgehört, mich mittelmäßig, zufallsbedingt, sterblich zu fühlen.« Viele Jahre später isst er solch ein Madeleine wieder und all die schönen Gefühle, die er damals verspürt hat, leben wieder in ihm auf, er fühlt seine komplette Kindheitswelt erneut und resümiert:

> »Aber wenn von einer früheren Vergangenheit nichts existiert nach dem Ableben der Personen, dem Untergang der Dinge, so werden allein, zerbrechlicher aber lebendiger, immateriell und doch haltbar, beständig und treu Geruch und Geschmack noch lange wie irrende Seelen ihr Leben weiterführen.«

Diese berühmte Szene hat Geschmackserinnerungen auch den Namen Proust- oder Madeleine-Effekt eingebracht.

Doch was bei Marcel Proust so herrliche Glücksgefühle weckt, geht auch andersherum: Eine weniger tolle Erinnerung ruft bei mir zum Beispiel der Geruch von Gänsefleisch hervor: Für mich bedeutet er Tod, weil eines Nachmittags die schneeweißen, schnatternden Gänse unseres Nachbarn, die wir als Kinder immer mit leuchtenden Augen gefüttert hatten, von der Wiese verschwunden waren und ich den Gänsebraten dann zu Weihnachten essen sollte. Das ganze Haus roch nach dem Schweigen der Gänse. Bis heute überkommt mich ein Würgereiz, wenn ich Gänsefleisch oder Gänseschmalz rieche.

Tatsächlich wird unser Geschmacksempfinden laut der Universität Koblenz-Landau zu 80 Prozent vom Geruch bestimmt. Und Rachel Herz, Geruchsforscherin an der Brown University (USA), fand heraus, dass der Geruchssinn der einzige unserer Sinne ist, der direkt mit dem Emotionszentrum unseres Gehirns verbunden ist. Auch Wissenschaftler der Universität Toronto bestätigten mit Versuchen an Mäusen, dass es eine direkte Verbindung gibt, die Duftreize ungefiltert in das limbische System befördert, das für die Emotions- und Gedächtnisverarbeitung zuständig ist. Kein Wunder also, dass Gerüche Ängste, Glück, Ekel, Trauer und Freude wie keine andere Sinneswahrnehmung wecken können. Der Freiburger Volkskundler Andreas Hartmann schrieb 1994:

> »Eine einzige, unerwartet aufblitzende Geschmacksempfindung, ein flüchtiger, von anderen Menschen kaum bemerkter Duft, selbst schon der bloße Gedanke an ein bestimmtes Aroma vermag längst vergangene Lebensabschnitte so deutlich in Erinnerung zu rufen, dass die Jahrzehnte, die sie von der Gegenwart trennen, dahinschwinden.«

In seinem Buch *Zungenglück und Gaumenqualen. Geschmackserinnerungen* (C. H. Beck, 1994) hat Hartmann kulinarische Erinnerungen dutzender Menschen gesammelt – mal lustig, mal erschütternd, mal wie eine innige, warme Umarmung. Schnell wird beim Lesen wenig überraschend klar: »Kindheit schmeckt süß«, denn vor allem süße Köstlichkeiten wie Streuselkuchen, frische Erdbeeren oder Pfannkuchen wecken bei vielen Menschen Gefühle von Geborgenheit und Unbeschwertheit, weil sie damit einst von der Mutter oder Großmutter liebevoll umsorgt, getröstet und beglückt wurden. Aber auch urkomische Geschmackskombinationen haben wohl die Macht, wohlige Erinnerungen in uns zu wecken. Eine Frau erinnert sich in Hartmanns Sammelband zum Beispiel daran, wie köstlich Omas Eier mit Metalllöffeln geschmeckt haben: »Diesen eigentümlichen Geschmack, der aus der chemischen Verbindung von Messing und Eiweiß offenbar entstehen muss, hielt ich für das absolut besondere an Omas Eiern.« Für einen anderen Erzähler ist Grießbrei mit Leberwurstbrot der ultimative Kindheitsgeschmack.

Oft sind Geschmackserinnerungen, so verrückt sie auch klingen mögen, schönes Zungenglück. Doch sie können eben auch Gaumenqualen sein, und zwar nicht nur, wenn wir uns daran erinnern, dass wir uns nach dem Motto »Es wird gegessen, was auf den Tisch kommt« durch Leber, Rosenkohl und (bei mir ganz schlimm) Paprika quälen mussten. Manchmal erzeugt ein Geschmack auch pure Angst oder rüttelt längst verdrängte Schockerlebnisse wach: Der Geruch von gekochtem Fleisch löste bei einem ehemaligen Soldaten in Hartmanns Sammlung etwa die Erinnerung an die Bergung einer Leiche im Zweiten Weltkrieg aus: »In Lokalen und der eigenen Küche fliehe ich bei Wahrnehmung dieses mir so unerträglichen Geruchs, und es dauert jedes Mal eine Zeit, bis ich mich wieder gefangen habe.« Auch Geruchsforscherin Rachel Herz berichtete in Interviews schon mehrfach von einer US-Soldatin, die den Geruch von gegrilltem Fleisch nicht erträgt, weil die tödlichen Anschläge in Afghanistan ähnlich gerochen haben müssen. Ein Geruch oder Geschmack kann Menschen also so sehr triggern, dass sowohl pure Glücksgefühle als auch schlimme traumatische Emotionen voller Ekel und Angst wiederbelebt werden. Diese Tatsache zeigt, wie viel Macht und Potenzial Essen hat, zu unserem Wohlbefinden beizutragen.

2. These: ESSEN IST … NATUR

Aha-Momente: Fast alles ist essbar

Als ich 2008 zum ersten Mal mit meiner thailändischen Stiefmutter in ihrem Heimatdorf war, machten wir einen Spaziergang, vorbei an sattgrünen Reisfeldern, dichten Büschen und Tümpeln, in denen sich Wasserbüffel suhlten. Und bei jedem Schritt ließ sie den Blick schweifen, pflückte hier und da Blätter und Beeren, vermeintliche Grasbüschel und Pilze, bis die Plastiktüte, die sie in der Hosentasche dabeihatte, randvoll mit Grünzeug war: »Das ist Gemüse fürs Abendessen«, sagte sie. Ich war verwundert, wie viele Pflanzen in Thailand scheinbar essbar sind.

Doch zurück in Deutschland war mein Interesse geweckt und über die Jahre hatte ich immer wieder solche Schlüsselmomente. Als Journalistin begleitete ich Kräuterpädagoginnen, Sterneköche und Buchautoren auf Streifzügen durch die Natur und aß dabei honigsüße Taubnesselblüten und senfig-scharfes Wiesenschaumkraut direkt vom Wegesrand. Der Schweizer Koch Maurice Maggi erzählte mir zum Beispiel voller Begeisterung, wie er zu den verschiedenen Jahreszeiten mitten in der Großstadt Zürich Löwenzahn, Veilchenblüten, junge Baumblätter und sogar schwarze Trüffel erntet. Privat machten mich diese Erlebnisse mutiger: Ich begann Pesto und Butter aus Bärlauch zu machen, Honig aus Löwenzahnblüten zu kochen und besuchte extravagante Restaurants, die sich der Verarbeitung wilder Zutaten verschrieben haben. Sternekoch Raimar Pilz aus Bad Säckingen serviert in seiner »Genussapotheke« beispielsweise Wildkräuterpestos und dekoriert seine kulinarischen Köstlichkeiten mit den buntesten essbaren Wald- und Wiesenblüten. Und beim Schweizer Sternekoch Stefan Wiesner bekommt man Reh mit Moos-Sößchen, Flechten und eingelegten Zirbennadeln kredenzt, kann Bachforelle mit Bachwasser, Blattgold und Kieselstaub probieren oder mit Vogelbeeren, Heu und Kohle verfeinerte

Zwischengänge genießen. Zugegeben: Der auch als »Hexer vom Entlebuch« bekannte Sternekoch treibt es europaweit mit seinem kulinarischen Konzept auf die Spitze. Aber eines kann man von solch naturnahen und kreativen Köchen lernen: Auch in unseren Breitengraden ist fast alles essbar – zumindest bei korrekter Zubereitung! Und Hunderttausende von Jahren ernährten wir Menschen uns von dem, was die Natur uns schenkte – ganz ohne Anbaupläne, Massenproduktion und Convenience-Angebote.

Warum Oma die wilde Küche dank Dosenravioli verlernt hat

Erinnert sich meine Oma (1940 geboren) an ihre Kindheit, erzählt sie von langen Sonntagswanderungen durch die Täler des Südschwarzwaldes: »Wir haben wilden Spinat, Heidelbeeren und Feldsalat gesammelt, um damit frisch zu kochen.« Oder: »Meine Mutter war sehr einfallsreich, um Vielfalt auf den Nachkriegs-Tisch zu zaubern, hat sie zum Beispiel immer Honig aus jungen Tannentrieben gemacht – der war lecker!« Aber sie gibt auch zu bedenken: »Wir haben das damals gemacht, um nicht zu verhungern, weil Nachkriegszeit war und wir nix hatten!« Verhungern? Das ist natürlich ein sehr überspitztes Wort. »Dass die Großmama eben nicht verhungerte, lag damals nicht an wilden Genüssen, sondern an den Alliierten, die trotz akuter Versorgungsprobleme in ihren eigenen Heimatstaaten unsere deutsche Bevölkerung schlicht versorgten«, gibt der auf Konsum- und Ernährungsgeschichte spezialisierte Historiker Uwe Spiekermann zu bedenken und ergänzt: »Aber gewiss, ›Wildes‹ war in der Nachkriegszeit Ergänzung im Speiseplan vieler, um Mangel- und Fehlernährung zu bekämpfen.«

Doch später, als meine Oma selbst Mutter und irgendwann meine Großmutter wurde, kamen ihr diese wilden Zutaten nicht mehr in die Küche. Höchstens ein paar frische Löwenzahnblätter darf ich ab und zu für sie pflücken, die sie im Frühling unter ihren Salat mischt. »Heute haben wir ja alles, müssen nicht mehr stundenlang durch den Regen spazieren auf der Suche nach Nahrung«, erklärt sie. Supermarktprodukte bedeuten für diese Generation Wohlstand. Und nicht zuletzt, weil Supermärkte laut Spiekermann in den 1960er-Jahren in Westdeutschland aufkamen und ab den 1970ern in großer Zahl das Stadtbild und schließlich das Konsumverhalten der Menschen prägten. Lebensmittelgiganten gab es bereits im 19. Jahrhundert. Doch erst in der Nachkriegszeit entstanden diverse bezahlbare Fertigprodukte, die durch den Supermarktboom plötzlich für jeden verfügbar waren. Konzerne wie Nestlé, Knorr, Dr. Oetker, Pfanni & Co. brachten nach und nach ihre bekannten Fertigknödelpulver (ab 1949), Dosenravioli (ab 1955), Fischstäbchen (ab 1959) und Tiefkühlpizzen (ab 1970) auf den Markt und priesen das Convenience-Food als fortschrittlich, zeitsparend und die Erlösung der überlasteten Hausfrauen an, die zum Leben in der Küche verdonnert waren. »Im Nu«, »Wenn man's eilig hat« oder »Knorr macht es uns Hausfrauen leicht« war damals als Werbebotschaften auf Plakaten, in Tageszeitungen und im Fernsehen zu lesen und zu hören. Die Konzerne trafen damit den Nerv der Zeit, denn in den 1970er-Jahren arbeiteten zwar immer mehr Frauen, sie hatten aber immer noch (in der Regel alleine) Haushalt und Kindererziehung nebenbei zu stemmen. Diese Doppelbelastung trug zusätzlich zum Aufstieg von Fertigprodukten bei. »Die Conveniencewelle der 1970er-Jahre wurde außerdem durch die zunehmende Technisierung beflügelt«, sagt Uwe Spiekermann, »in der Produktion hielten neue Kunststoffverpackungen, Trocknungs- und Kühltechniken sowie Vorverarbeitungsmethoden, etwa von Fleisch, Einzug. Haushalte verfügten immer häufiger über eigene Kühlschränke, Grills und Mikrowellen.« Die schnellen Leckereien waren seither aus den Küchen der modernen Frauen, auch in Deutschland, Österreich und der Schweiz, nicht mehr wegzudenken. Etwas zugespitzt kann man also sagen, dass Oma das Kochen mit wilden Zutaten dank Dosenravioli verlernt hat.

Die Wiederentdeckung: Natürliches mit Repräsentationscharakter

Der wohl berühmteste Naturkoch, Stefan Wiesner, der mit naturnaher Küche in der Schweiz (erst im »Rössli« in Escholzmatt, seit 2023 im »Weitsicht« in Bramboden, Kanton Luzern) seit 2007 einen Michelin-Stern hält und seit 2021 auch zwei grüne Sterne für nachhaltige sowie saisonale Gastronomie hat, sagt ebenfalls: »Die Menschen haben das Kochen mit urnatürlichen Zutaten verlernt, weil die Nahrungsindustrie und die Werbung sie stark beeinflusst haben.« Er beobachtet in den letzten Jahren aber eine Rückbesinnung auf das Natürliche: »Zum Glück entdecken wieder immer mehr junge Köche natürliche Zutaten für sich, zeigen Interesse, Neugier und damit auch Respekt vor unserer Natur.« Er selbst geht mit offenen Augen durch die Welt und nutzt fast alles, was die Natur bereithält für seine Gerichte: Wilde Kräuter und Blüten zum Würzen und Verfeinern, Erde, Steine, Kohle und Leder zum Aromatisieren und Räuchern. Aber auch alles vom Baum – von den zarten Blättern, Nadeln, Knospen, Nüssen und Blüten, bis hin zur scheinbar nutzlosen Baumrinde oder dem Baumsaft, den er destilliert, um ganz neue Geschmäcker zu erzeugen. »Ich lasse zum Beispiel auch Ameisen arbeiten, um Kürbisse oder andere frische Zutaten zu fermentieren«, sagt er. Im Kochfernsehen sieht er öfter, dass tote Ameisen zum säuerlichen Würzen von Speisen genutzt werden. »Das wäre für mich unvorstellbar«, so Wiesner, »ich arbeite lieber mit den Tieren, als sie der Natur zu entreißen.« Sein Credo: »Mit Anstand und Demut mit der Natur kochen!« Hobbyköchen, die sich der naturnahen Küche annähern möchten, empfiehlt er: »Lernen Sie Ihre Umgebung kennen und entdecken Sie mit Neugier und Freude wilde Beeren, Blüten und Kräuter – fast alles ist essbar und heraus kommen wunderbare Gerichte!«

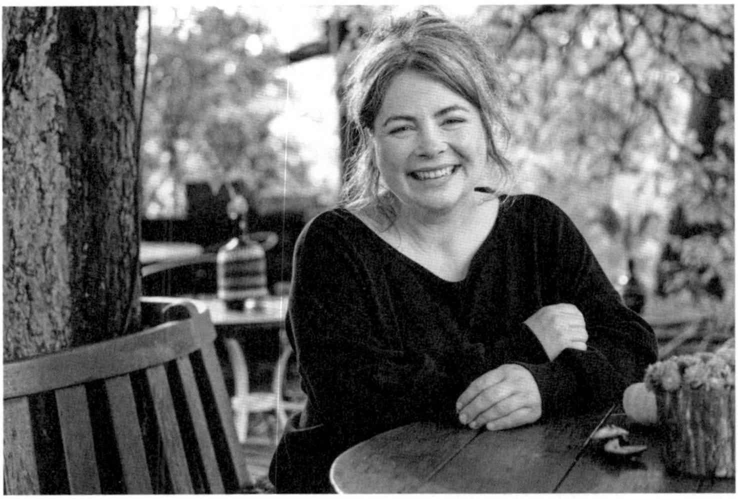

© Adria Liebau

Maria Groß

Auch die Erfurter Köchin Maria Groß, die vielen als TV-Jurorin aus »Die Küchenschlacht« (ZDF) und »The Taste« (Sat.1) bekannt sein dürfte – und 2013 mit 34 Jahren Deutschlands jüngste Sterneköchin war, sagt: »Wir sollten uns von der Industrie nicht einreden lassen, dass Natur nicht essbar ist!« Ob süße Früchte, bittere Gesundmacher, scharf-würzige Senföle – sie schenken uns so viel. Nach vielen Jahren in der Spitzengastronomie hat sie sich 2015 gemeinsam mit ihrem Lebensgefährten Matthias Steube in ihrer Heimat Erfurt selbstständig gemacht. In der »Bachstelze« setzt das Paar auf authentische Natürlichkeit – und kocht mit regionalen, saisonalen und natürlichen Zutaten:

> »Ich liebe es, die Natur mit allen Sinnen zu entdecken – vom Bärlauch im Frühling bis zum knackig-krautigen Giersch im Herbst, auch im Blumengarten kann man wahnsinnig viel essen, wie zum Beispiel frische Dahlien, die man gezupft einfach über den Salat streuen kann.«

Die Geschmäcker und Möglichkeiten seien schier grenzenlos. Das Problem: »Wir vertrauen heutzutage der Industrie mehr als der Natur, haben Angst vor dem Fuchsbandwurm, Angst, dass wir ein falsches Kraut erwischen – aber wir sind Teil der Natur und sollten lernen, Mutter Natur wieder zu vertrauen.« Bei unserem Telefoninterview fragt sie: »Wie kann es sein, dass wir Angst vor einer frisch gepflückten wilden Brom- oder Heidelbeere haben, aber gleichzeitig nicht hinterfragen, dass Supermarkt-Heidelbeeren mittlerweile so unnatürlich groß wie Cocktailtomaten sind?« Wilde Walderdbeeren im Frühsommer, Blaubeeren im Sommer, schwarzer Holunder im Herbst – diese Beeren seien winzig und nicht mehrere Jahre haltbar wie manch ein Convenience-Food. »Aber sie sind einfach superlecker, hyperregional und frisch«, sagt die Spitzenköchin.

Im Zweifelsfall kann man zum Einstieg gemeinsam mit Wildkäuter-Pädagogen über die heimischen Wiesen streifen und die wilden Genüsse Blatt für Blatt und Stängel für Stängel kennenlernen. »Wenn ich im Urlaub bin, entdecke ich auch gerne Pflanzen anderer Regionen«, sagt Maria Groß, »Einheimische können gut dabei helfen, Neues zu entdecken!« Und nicht zuletzt sei das Kochen mit wilden Zutaten auch ein Beitrag für die Nachhaltigkeit und gegen den Klimawandel: »Man tut am meisten Gutes, wenn man registriert, wo man lebt und das nutzt, was unsere Region und unsere Natur uns bieten.«

Der Boom von Foodblogs, Kochbüchern und Kochsendungen zeigt, welch hohen Stellenwert Kochen mittlerweile wieder in unserer Gesellschaft hat. Und auch die Ergebnisse des Ernährungsreports 2024 des Bundesministeriums für Ernährung und Landwirtschaft zeigen: Der Anteil der Menschen, die nie selbst kochen, geht seit Aufzeichnungsbeginn im Jahr 2015 zurück: Waren damals zwölf Prozent der Deutschen noch absolute Kochmuffel, waren es im vergangenen Jahr nur noch sieben Prozent. Schon im

Bundes-Ernährungsreport 2021 war eine Tendenz zu beobachten, dass viele junge Menschen Wert auf Selbstgemachtes legen: 86 Prozent der 14- bis 29-Jährigen gaben damals an, gerne zu kochen – während es im Jahr zuvor noch nur 72 Prozent waren. Man kann also hoffen, dass eine neue Generation selbstbestimmter Frauen und Männer heranwächst, die wieder kochen will, viel Wert auf selbst gemacht, regional (70 Prozent der 14- bis 29-Jährigen) und saisonal (78 Prozent der Deutschen) legt und die Essenszubereitung regelrecht zelebriert. Kochen wird zum Luxus, den wir uns in unserer kostbaren Freizeit gönnen, dem wir uns leidenschaftlich widmen – und dessen Ergebnis uns stolz macht!

Wenn ich für meine Oma einkaufen gehe und Produkte wie die ikonische Maggi-Flasche auf dem Zettel stehen, schäme ich mich sogar ein bisschen an der Kasse. Schreckensworte wie »Geschmacksverstärker«, »unethisch« und »ungesund« geistern mir dabei durch den Kopf. Kein Wunder, denn als »Millenial« (1987 geboren) gehöre ich zur Generation Bio. Die Trend-Studie 2020 der Otto Group zeigt, dass für rund 70 Prozent der Deutschen ethische und nachhaltige Kriterien eine Rolle bei der Kaufentscheidung von Lebensmitteln spielten. Und laut einer Analyse der Mintel Global New Products Database (GNPD) ist die Kaufbereitschaft für Bio-Lebensmittel bei Millenials (1981 bis 1996) und der Generation Z (1997 bis 2012) mit etwa 86 Prozent am größten. Speziell die jüngeren Konsumenten seien auch bereit, für Bio-Labels höhere Preise zu bezahlen. »Die Generation Z ist in einer Zeit aufgewachsen, in der Gesundheit und Wellness im Vordergrund stehen«, erklärt die Mintel-Analystin Katya Witham die Ergebnisse, »zudem sind für die jüngeren Generationen die sozialen und ökologischen Auswirkungen des Konsums von großer Bedeutung.«

Immer mehr junge Menschen verstehen sich selbst als sogenannte Foodies (Feinschmecker) – sei es, weil sie sich bewusst für hochwertige, lokale, klimafreundliche, nachhaltige, rein pflanzliche oder möglichst naturbelassene Lebensmittel entscheiden, weil sie gerne selbst kochen und sich damit auseinandersetzen, was unser Essen mit uns und unserer Umgebung macht. Oder weil coole Foodbilder auf Instagram und Pinterest Clicks und Likes ernten. Uwe Spiekermann sagt: »In einer entwickelten Konsumgesellschaft geht es nicht mehr um die Befriedigung elementarer Bedürfnisse, sondern um die Repräsentationsfunktion von Lebensmitteln.« Selbstgemachtes findet Anerkennung – sowohl als nett arrangiertes Bild in sozialen Medien als auch verschenkt im hübsch dekorierten Einmachglas. Unser Konsum-, Koch- und Essverhalten spiegelt unsere Werte wider und zeigt lautstark nach außen: »Ich engagiere mich, ich tue etwas!« Das gibt uns selbst ein gutes Gefühl.

Auch wenn das Überangebot an Convenience-Food und Fastfood-Ketten einen anderen Eindruck vermittelt: Unverarbeitete, natürliche Lebensmittel liegen seit Jahren wieder im Trend. Mit 104 Kilogramm pro Kopf und Jahr liegt Gemüse laut der Deutschen Gesellschaft für Ernährung am meisten auf den Tellern in Deutschland – Tendenz steigend. Gesund, unverarbeitet, authentisch und absolut regional ist es kein Wunder, dass auch selbst gesammelte, wilde Kochzutaten wieder beliebter werden und nicht mehr nur bei Landfrauen, sondern auch bei Hobbyköchen, Foodbloggern und Sterneköchinnen und -köchen Beachtung finden. Neben allerlei Exotischem auch zunehmend wieder regionale und urwilde »Unkraut«-Nahrungsmittel zu entdecken, zu kochen und sich in der Küche mit Zeit und Muße daran auszuprobieren – das ist die neue Art der Dekadenz, die man nicht kaufen, sondern nur erleben kann. Das sieht auch Historiker Uwe Spiekermann so: »Der Rückgriff auf ›das Wilde‹, längst Verworfene, ist Ausdruck dessen, wie weit wir es gebracht haben. ›Wir‹, die mit den ›Wilden‹ kaum etwas gemein haben, außer vielleicht ein wenig Appetit.«

3. These: ESSEN IST … LEBEN

Wenn der Körper in den Überlebensmodus schaltet

Ob Mensch, Tier oder Pflanze – alle Lebewesen essen. Während Menschen und Tiere je nach Vorlieben Früchte, Blätter oder Fleisch erst kauen und schließlich während der Verdauung Nährstoffe daraus ziehen, versorgen sich die allermeisten Pflanzen über hauchdünne Würzelchen und ziehen Wasser und Mikronährstoffe aus der Erde, in der sie wachsen. Kurz: Ohne Nahrungsaufnahme gibt es kein Leben. Begonnen bei der Muttermilch, die uns kräftigt und nährt, nähern wir Menschen uns mit den ersten Beißerchen immer festeren und immer vielseitigeren Speisen an. Mal sind sie süß und cremig, mal sauer, bitter, knackig oder fleischig-zart. Mal schmecken sie uns, mal müssen wir uns durch Lebertran und Rosenkohl quälen. Aber sie haben eines gemeinsam: Ihre Nährstoffe sind ESSENziell, also lebensnotwendig für unseren Organismus.

Wie lebensnotwendig Essen tatsächlich ist, lernt man als Journalistin hautnah, wenn man einem Menschen gegenübersitzt, der sich fast zu Tode gehungert hat: 2019 traf ich die damals 22-jährige Schweizerin Nicole Knörr für die süddeutsche Tageszeitung *Südkurier* zum ersten Mal – bei einem riesigen Becher Spaghettieis. »Ich liebe Spaghettieis, das gibt es in der Schweiz gar nicht«, sagte sie und tauchte ihren Löffel tief in die mit fruchtiger Erdbeersoße und weißen Schokoladensplittern garnierte Masse. Dass sie die rund 500 Kalorien starke Genussmahlzeit an diesem Tag essen kann, ist ihre ganz persönliche Heldengeschichte. Denn 2010 isst sie täglich einen halben Becher Naturjoghurt, sonst nichts. Ihre Wirbelsäule zeichnet sich damals deutlich durch jedes noch so dicke Kleidungsstück ab. Sie ist zu schwach zum Gehen, Sprechen, Denken. Kann kaum Sitzen ohne einen pochenden Schmerz, denn Fett, Bindegewebe und Muskeln haben sich so weit abgebaut, dass sie fast mit blanker Haut und Knochen den Stuhl berührt. »Mir war kalt, immer«, erinnert sich Nicole. Denn ihre Körpertemperatur liegt damals nur noch bei 32 Grad. »Ich war fast tot. Mein Körper hat in den Überlebensmodus geschaltet.« Und trotzdem hungert sie damals immer weiter, isst irgendwann gar nichts mehr, trinkt nur noch 300 Milliliter fettfreie Brühe am Tag. »Das sind fünf Kalorien«, sagt sie kopfschüttelnd, wenn sie an die Zeit ihrer Magersucht zurückdenkt.

Sie war nie zu dick, nie unzufrieden mit ihrem Körper, hasste den Blick in den Spiegel nicht. Doch weil sie als Kind und Jugendliche mehrfach sexuelle Gewalt erlebte, hörte sie mit 13 Jahren von einem auf den anderen Tag auf zu essen. »Ich wollte nicht, dass sich mein kindlicher Körper zur Frau entwickelt, wollte nicht mehr schön sein«, erinnert sie sich, »außerdem gab mir das Hungern ein Stück weit das Gefühl von Selbstbestimmung zurück.«

Sie beginnt ihre Mutter zu belügen, sagt immer öfter: »Ich habe schon bei einer Freundin zu Mittag gegessen.« Abends schüttet sie Joghurt in den Abfluss, sagt sie sei satt, packt Müsliriegel aus, lässt die Verpackung für alle offensichtlich liegen und spült den Inhalt die Toilette hinunter. »Um die wenigen Kalorien, die ich zu mir genommen hatte, wieder abzutrainieren, habe ich heimlich Sport gemacht«, gesteht Nicole, »ich habe mich im Badezimmer eingeschlossen, Sit-ups gemacht und bin auf der Stelle gejoggt.« Ihre Mutter ist damals hilflos.

Wie viel Nicole damals gewogen hat, möchte sie nicht verraten. »Magersüchtige suchen den Wettkampf, ich will niemanden anstacheln, mir nachzueifern«, sagt sie. Aber ihr Body-Mass-Index (BMI) lag unter zehn. Zum Vergleich: Normalgewicht hat man mit einem BMI von 18,5 bis 24,9, als stark untergewichtig gilt bereits, wer einen BMI unter 16 hat. »Eigentlich war ich nicht mehr lebensfähig. Ich hatte keine Freude, keinen Genuss, keine Entspannung – habe die Minuten gezählt, bis ich endlich wieder schlafen konnte.« Aber die Kraftlosigkeit, die Schmerzen und die

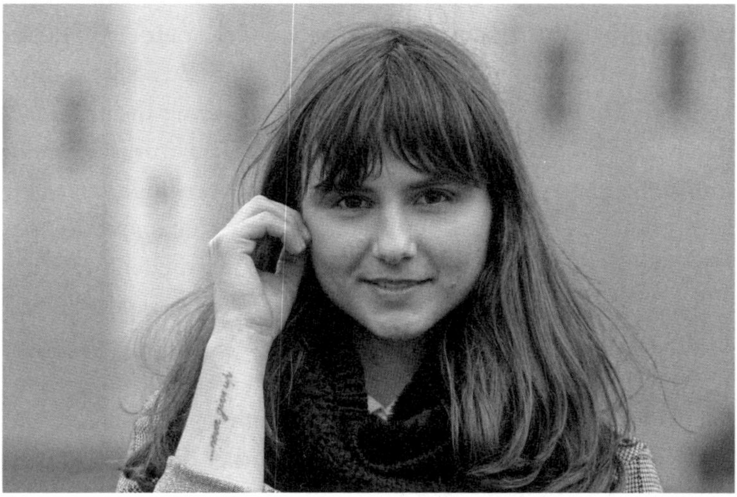
© Sira Huwiler-Flamm

Nicole Knörr

Unterfunktionen ihres Körpers – das alles akzeptiert sie, um ein wenig das Gefühl zu haben, die Kontrolle über ihren eigenen Körper zurückerlangt zu haben.

Erst als die Klassenlehrerin Druck macht, kommt Nicole Knörr im Herbst 2010 in eine Klinik, in der sie zum Essen gezwungen wird. »Das hat mir das Leben gerettet«, weiß sie heute. Als sie wieder zu Hause ist, hungert sie weiter, aber isst immerhin rund 500 Kalorien am Tag – etwas Reis mit Gemüse. Verschiedene ambulante Therapien scheitern. »Weil ich alleine zu Hause essen musste, ohne Kontrolle«, weiß Nicole.

2013 fällt ihr BMI wieder unter zwölf. Die Noten in der Schule werden schlechter, ihre hohen Ansprüche setzen sie unter Druck. Sie weiß allerdings: »Ohne Nährstoffe kann ich nicht denken.« Also beginnt sie, alles in sich hineinzustopfen, was sie sich so lange verboten hatte. »Das waren teilweise 6 000 Kalorien pro Mahlzeit, die durch Abführmittel und Erbrechen wieder den Weg aus meinem Körper finden sollten«, sagt sie. Mehr als zwei Jahre leidet sie an Bulimie: Isst, erbricht, isst, erbricht – mehrmals täglich. Der ganze Ablauf wird ein eingespieltes Ritual. Erst 2016, als sie ihren heutigen Therapeuten in Zürich findet, der gezielt die Traumata durch die sexuellen Gewalterlebnisse und nicht nur die Essstörung behandelt, geht es bergauf. »Da ist der Knoten geplatzt«, erinnert sie sich, »ich habe gemerkt, wenn ich darüber spreche, was mir angetan wurde, kann ich loslassen.« Nicole arbeitet ihre Wunden auf und kann sich endlich wieder erlauben, normal zu essen. In ihrem Buch *Magere Jahre – Wie ich meine Essstörung überwand* (Patmos, 2017) verarbeitet sie ihre Essstörung, schreibt sich Kummer und Leid von der Seele. Und an Hunderten Schulen, Fachhochschulen und Fachtagungen hat sie seither über ihre Magersucht gesprochen, um Jugendliche aufzuklären – und ihnen Mut zu machen, dass ein Weg aus der Magersucht möglich ist. Heute weiß sie: »Ich habe sechs Jahre meines Lebens verloren, meine komplette Jugend!«

Die Diplom-Psychologin Sylke Aust aus Bad Säckingen, die ich 2019 als Expertin zum Thema interviewt habe und die Nicole Knörrs Geschichte gut kennt, weiß:

> »Etwa ein Drittel der Magersüchtigen stirbt an Organversagen oder an Folgen wie Depressionen. Die Langzeitschäden sind enorm. Unfruchtbarkeit, Darm- und Nierenschäden sind nicht selten. Bulimiker leiden oft ihr Leben lang an kaputten Zähnen oder verletzten Speiseröhren.«

Der Verzicht auf das ESSENzielle, lebensnotwendige Essen hat auch Nicoles Körper Langzeitschäden zugefügt: Ihre Periode hatte sie jahrelang nicht. Durch die Bulimie hat sie zudem nur noch eine Lungenfunktion von rund 55 Prozent. »Die Magensäure hat alles verätzt«, sagt Nicole, »aber ich habe Glück, dass es mir körperlich sonst gut geht.«

Mittlerweile studiert sie Psychologie an der Universität Basel und versteht ihr Verhalten von damals noch mal besser. »Der Verzicht auf Essen war ein Hilfeschrei und eine Lösungsstrategie, die selbst zum schlimmsten Problem wurde«, sagt Nicole. Heute kann sie vor allem mit Freunden und ihrem Therapeuten offen über Essen und die schlimmen Erlebnisse, die hinter der Essstörung steckten, sprechen: »Jetzt, wo ich die Worte habe, brauche ich das Essen als Lösungsansatz nicht mehr!« Geheilt sei sie vermutlich nie. Nicole vergleicht ihre Situation mit der eines trockenen Alkoholikers: »Es gibt Tage, an denen ich sehr zu kämpfen habe. Besonders wenn ich alleine bin, kommt ab und zu die Frage in mir auf: ›Warum soll ich das jetzt essen, merkt ja keiner, wenn ich es einfach lasse?‹«, gesteht sie, »aber die meiste Zeit geht es gut.« Ihrem rechten Unterarm ziert ein Mut machender Tattoo-Schriftzug: »Never give up« – gib niemals auf!

ESSENzielles Lebenselixier: Kein Nährstoff ist böse

Aus biologischer Sicht essen wir, wenn wir Hunger haben. Aber es gibt so viele weitere Auslöser des Essens: Ein geselliges Festmahl mit Freunden, ein riesiger Becher Schokoeis zum Trost bei Liebeskummer oder weil uns der Bratwurstduft auf dem Weihnachtsmarkt einfach Lust macht, in das knackig-dampfende Street Food zu beißen. Auf der anderen Seite kann der Verzicht auf Essen Ausdruck von Sorgen, Protest oder körperlichen Beschwerden sein. Die Germanistik-Professorin Anne-Rose Meyer von der Bergischen Universität Wuppertal schreibt in ihrem Sammelband *Theorien des Essens* (Suhrkamp, 2017):

> »Essen ist folglich nicht allein auf die bloße Befriedigung eines physischen Bedürfnisses reduzierbar, dient nicht allein der Lebenserhaltung, sondern betrifft neben dem sinnlich-leiblichen auch das seelisch-geistige Wesen des Menschen.«

Dass wir aber überhaupt essen und regelmäßig genügend Nahrungsmittel aufnehmen, um unseren Organismus und seine Lebensfunktionen aufrechtzuerhalten, ist überlebenswichtig und unumgänglich – das zeigen Lebensgeschichten wie die von Nicole Knörr.

So sehr wir Fette und Kohlenhydrate während Crash-Diäten auch verteufeln: Für eine ausgewogene Ernährung und ein gesundes Leben sind auch diese Nährstoffe unabdingbar. Die Stiftung Gesundheitswissen (SGW) schreibt etwa in einem Ratgebertext mit dem Titel *Welche Nährstoffe braucht der Körper?*: »Um gesund und fit zu bleiben, muss der Körper über die tägliche Nahrung viele verschiedene Nährstoffe aufnehmen. Zu den wichtigsten zählen Eiweiße, Kohlenhydrate und Fette.« Während Eiweiße (z. B. in Milchprodukten, Fleisch, Fisch, Hülsenfrüchten) dem Körper hauptsächlich als Baustoff für Enzyme, Erbinformationen sowie Körpergewebe wie Haare dienen, sind Kohlenhydrate (z. B. in Nudeln, Vollkornbrot, Kartoffeln) und Fette (z. B. in Öl, Nüssen, Butter, Sahne) wichtige Energielieferanten. »Die Nervenzellen des Gehirns sind besonders auf Kohlenhydrate angewiesen«, heißt es in dem Artikel, Fette seien hingegen »unerlässlicher Bestandteil von Zellmembranen, wichtig für Aufbau und Funktion von Nerven und werden außerdem zur Bildung verschiedener Botenstoffe benötigt«. Außerdem sind die Vitamine A, E, D und K fettlöslich, brauchen also Fette, um überhaupt in unserem Körper aufgenommen werden zu können und dort Gutes zu tun: Vitamin A (z. B. in gelbem Obst und Gemüse) ist wichtig für das Sehen, das Wachstum und die Zellerneuerung. Vitamin K (z. B. in grünem Blattgemüse) unterstützt die Blutgerinnung, Vitamin D (z. B. in Salzwasserfischen, Eigelb und in Gang gesetzt durch Aufnahme von Sonnenlicht) sorgt dafür, »dass Kalzium und Phosphat besser aus der Nahrung aufgenommen werden können« – unsere Knochen bleiben stark und stabil. Das verdeutlicht: Kein

Nährstoff ist böse, schlecht oder schädlich. Wir brauchen Vielfalt auf dem Speiseplan, um uns gesund zu entwickeln und fit zu halten – bis ins hohe Alter. Schon der antike griechische Philosoph Sokrates soll viel zitiert gesagt haben: »Wir leben nicht, um zu essen; wir essen, um zu leben!«

4. These: ESSEN IST ... MENSCHSEIN

Warum uns erst Kochen zum Menschen macht

Der US-amerikanische Journalist und Autor Michael Pollan beschreibt in seinem Bestseller *Kochen – Eine Naturgeschichte der Transformation* (Kunstmann, 2014) das Kochen als »die Verwandlung von Natur in Dinge, die wir essen und trinken«. Köche nehmen »so ursprüngliche Dinge wie Pflanzen, Tiere und Pilze in die Hände. Und sie arbeiten mit den Urelementen Feuer, Wasser, Luft und Erde.« Heraus kommen wunderbare Gerichte. Aus einem rohen Ei, ungenießbaren oder zähen Blättern, Stängeln und Knollen werden Leckereien, die uns sättigen, nähren und im besten Fall sogar genussvolle Laute entlocken.

Aber Pollan und auch viele vor ihm gehen sogar noch einen Schritt weiter und sagen: Die Fähigkeit zu Kochen macht uns erst zum Menschen. Der britische Schriftsteller und Rechtsanwalt James Boswell soll schon 1773 folgende Worte in sein Tagebuch geschrieben haben:

> »Meine Definition des Menschen lautet, dass er ein ›kochendes Tier‹ ist. Tiere haben in gewissem Grade Gedächtnis, Urteil und alle Fähigkeiten wie auch Leidenschaften unseres Geistes: aber kein Tier kann kochen.«

Rund 100 Jahre später betonte auch Evolutionsbiologe Charles Darwin in seinem bahnbrechenden Werk *Die Abstammung des Menschen* (1871) die evolutionäre Bedeutung des Kochens für die Menschheit: »Er hat die Kunst, Feuer zu machen, entdeckt, durch welches harte, holzige Wurzeln verdaulich und giftige Wurzeln oder Kräuter unschädlich gemacht werden können.« Alleine durch den Verzehr von Rohkost wäre das langfristige Überleben unserer Spezies fraglich gewesen. Denn Menschen konnten sich durch das Kochen üppiger und vielfältiger ernähren, Nahrungsmittel für schlechte Zeiten haltbar machen und mussten nicht mehr die Hälfte des Tages mit Essen und Kauen verbringen, wie etwa Schimpansen (rund sechs Stunden täglich). Dadurch veränderten sich unsere körperliche Gesundheit und unsere Überlebenschance.

Den heutigen, hochentwickelten Menschen (Homo Sapiens) hätte es ohne die Erfindung des Kochens also höchstwahrscheinlich nie gegeben. Besonders erstaunlich: Während Schimpansen, von denen wir uns genetisch je nach Berechnungsmodus nur um ein bis vier Prozent unterscheiden, auch heute noch fleißig den ganzen Tag Blätter und Stängel knabbern, kochen unsere menschlichen Vorfahren schon seit mindestens 1,9 Millionen Jahren. Das hat ein Forscherteam um den Evolutionsbiologen Chris Organ der Harvard Universität 2011 anhand der Backenzähne und des Darmvolumens des Homo erectus herausgefundenen. Das Grillen, Kochen, Braten und Zubereiten von Speisen ist also etwas so Urmenschliches, dass unsere Vorfahren es schon konnten, als wir unsere Wildnis noch mit Säbelzahnkatzen teilten – und das uns zu einem Wesen macht, dessen Lebenserwartung ständig steigt.

Auch der Philosoph und Ethiklehrer Leon Joskowitz hat sich in seinem Buch *Vom Kochen und Töten* (Westend, 2023) mit genau diesem Thema beschäftigt. Seine These: »Die Küche ist der Ort der Menschwerdung. [...] Hier trifft der Hunger der Tiere auf die menschliche Neugier.« Menschen – und zwar nicht nur der Homo sapiens, sondern auch seine Vorgänger – würden ihre Zutaten auswählen, sie in die Küche (oder zum Lagerfeuer) tragen und durch Schneiden und Kochen so verändern, dass sie lecker und bekömmlich sind. In der Jagd und in der Zubereitung des Essens sieht er den Ursprung für menschliche Kultur: Gemeinsam Spuren zu lesen, Jagdtaktiken und Kochtechniken zu entwickeln – das alles führe »zu einer neuen Art und Weise, sich zu koordinieren und zu denken. Die Jäger lernen, sich während der Jagd zu verständigen und aufeinander zu beziehen [...]. Die menschlichen Gruppen koordinieren sich mittels Lauten und steigern so ihre sozialen und kommunikativen Fähigkeiten.« In dieser Form der Kooperation sieht Joskowitz »die Voraussetzung für komplexe und sprachliche Kommunikation«. Und mit dem Beginn der Zubereitung des Essens in Küchen wie dem Lagerfeuer als erste Küche der Menschheit, änderte sich laut dem Frankfurter Philosophen alles: Nicht nur unsere Körper veränderten sich, durch die kalorienreichere und weichere Nahrung, sondern auch unser Miteinander. Essen wurde gemeinsam zubereitet, geteilt und gegessen. Und weil Menschen durch ihre neue Ernährungsweise dauerhaft satt wurden, hatten sie plötzlich »einen sorgenfreien und mußevollen Raum, in dem man weder auf der Jagd noch auf der Flucht ist«, so Leon Joskowitz, »die kochenden Menschen sind für eine Zeit vom Druck des Daseins befreit.« Erst diese Freiheit von Angst und Hunger habe Raum für Langeweile und Neugier geschaffen und die Entwicklung von Sprache, Erzählung und Ethik erst möglich gemacht.

Noch einen Schritt weiter geht Wissenschaftsjournalist Dirk Steffens in seinem Buch *Eat it!* (Penguin, 2023) und betont darin, dass Essen auch der Hauptgrund war, warum wir Menschen überhaupt sesshaft geworden sind:

»Wir haben vielleicht den Mais domestiziert, aber er in vielerlei Hinsicht auch uns. […] Vor etwa 10 000 Jahren begannen die Sammlerinnen und Jäger ihren nomadischen Lebensstil aufzugeben, um von nun an Mais und andere Pflanzen zu züchten. Unsere gesamte Zivilisation gründet darauf. Aus Dörfern wurden Städte und Imperien. Arbeitsteilige Gesellschaften mit komplexen Kulturtechniken und Gesetzen entwickelten sich. Nicht mehr alle mussten bei der Nahrungsbeschaffung helfen, sodass Berufe entstehen konnten, um Gegenstände herzustellen, Götter anzubeten, Dienstleistungen anzubieten oder die Sterne zu erforschen.«

Man kann diese Entwicklung vom Menschenaffen zum Menschsein vielleicht in einer Abwandlung von Berthold Brechts berühmtem Satz zusammenfassen: »Erst kommt das Fressen, dann die Moral.« Kein Wunder, dass das Essen laut Joskowitz sogar in der lateinischen Bezeichnung für den Menschen steckt: »Sapiens [..] heißt übersetzt nichts anderes als ›vernünftig‹, ›weise‹ oder auch einfach ›Feinschmecker‹. Er leitet sich vom Wort ›sapere‹ für ›schmecken‹ oder ›riechen‹ und dem Wort ›Sapor‹ für ›Geschmack‹ und ›Urteil‹ ab.«

Die Erkenntnis, dass die Beherrschung des Feuers uns Menschen zu dem gemacht hat, was wir heute sind, macht das Lied »*Ich wär' so gern wie du*« aus Disneys Dschungelbuch-Adaption zum Happy-Mitwipp-Song mit Aha-Effekt. Denn: Affenkönig King Louie bittet den Menschenjungen Mogli darin um das große Feuergeheimnis, das seine Spezies evolutionär vermutlich wirklich weiterbringen würde. King Louie singt darin: »die Feuerpracht, gib mir die Macht, genau zu sein wie du. Oh dubidu, ich wäre gern wie du – hu – hu. Ich möchte gehen wie du, stehen wie du – du – hu – hu …«

5. These: ESSEN IST … GESELLIGKEIT

Höhepunkte des Alltags: Zusammen isst man weniger allein

Für den zweiten Teil dieses Buches habe ich mit 20 Menschen gesprochen, die ihr ganzes Leben dem Thema Essen widmen. Ob Sterneköchinnen und -köche, Stargastronomen aus dem Fernsehen oder Patissiers, alle waren sich einig: Essen ist gesellig, weil es Menschen zusammenbringt, geteilt wird und Kommunikation fördert.

An Geburtstagen, Hochzeiten, Firmen- oder Familienfeiern darf Essen nicht fehlen. Leckere handgerechte Häppchen werden zum Apéro oder Spieleabend gereicht, üppig dekorierte Sahnetorten oder Rührkuchen mit bunten Streuseln und brennenden Kerzen symbolisieren besondere Anlässe wie nichts anderes. Wir laden die besten Freunde zum Grillen, Raclette- oder Fondue-Abend ein. Wir verabreden uns zum Picknick im Grünen, Kaffeeklatsch in der Konditorei, Spaghettieis in der Altstadt, Bratwurst mit Glühwein auf dem Weihnachtsmarkt oder zum Brunch bei Verwandten. Wenn wir Menschen treffen, essen wir. Oft trinken wir dazu noch ein Gläschen Wein, ein kühles Bier oder ein wärmendes Heißgetränk, verwöhnen uns und zelebrieren dabei gemeinsam das Leben. Zu einem Mädelsabend mit meinen besten Freundinnen gehört zum Beispiel Sushi, meine Mama hält immer ein paar Gummibärchen oder Sahnebonbons bereit, meine Oma begrüßt mich stets schon mit den Worten »ich hab noch ein paar Nudeln« und die Wohnung meiner Schwiegermutter verlassen wir selten, ohne ein Glas Sekt, Wein oder einen Cappuccino getrunken und ein paar Nüsschen oder Salzstangen geknabbert zu haben. Gerne verabreden wir uns an Samstagabenden in unserem Lieblingsrestaurant mit Freunden oder probieren uns gemeinsam mit geliebten Menschen durch die buntesten Street-Food-Stände oder Foodtruck-Angebote.

Aber während der Coronapandemie fielen kulinarische Zusammenkünfte mit Familie und Freunden plötzlich weg, Restaurants mussten schließen, Kontaktbeschränkungen bestimmten Alltag und Festtag. Und uns allen fehlte so ein wesentlicher Teil dessen, was unser Leben lebenswert macht. Kein Wunder, dass immer mehr Menschen den heimischen Herd ganz neu für sich entdeckten: 69 Prozent der Deutschen sagen laut einer Zukunftsinstitut-Studie, dass ihnen Selberkochen seit den Lockdowns wichtiger geworden ist. Sieben Deutsche Volkshochschulen, deren Vor-Ort-Angebote durch Corona fast alle abgesagt werden mussten, haben 2021 darauf reagiert und gemeinsam die Online-Kochkurs-Serie »Kulinarische Reise: Zusammen isst man weniger allein« angeboten. «Reisen ist in diesen Zeiten schwierig geworden, ins Restaurant gehen auch«, hieß es in der Vorankündigung, »unsere neue Veranstaltungsreihe bietet beides: Kochend reisen und dabei Küche und Menschen aus vielen Regionen kennenzulernen.« Vorab bekam man eine Einkaufsliste mit allen Zutaten zugesendet. Per Videoschalte mit dem Videokonferenztool Zoom konnte man dann ganz einfach in seiner eigenen Küche, alleine oder mit der ganzen Familie, an den Kursen teilnehmen, zusammen Schnippeln, Brutzeln und anschließend vor dem PC, Tablet oder Smartphone essen und plaudern. Das gab Interessierten ein Stückchen kulinarische Normalität in einer außergewöhnlichen Zeit zurück.

Die Küche ist das lebendige Herz des Hauses

Auch im gemeinsamen Haushalt legen Menschen unabhängig von Pandemielagen Wert auf gemeinsame Essenszeiten – das zeigt die Forsa-Studie »Essensrituale von Familien in Deutschland« (2020), die vom Deutschen Kinderhilfswerk und Aldi Nord in Auftrag gegeben wurde. 46 Prozent der Familien mit Kindern bis 14 Jahren frühstücken täglich gemeinsam. Doch einen noch wichtigeren Stellenwert hat das gemeinsame Abendessen: 75 Prozent schaffen es, jeden Wochentag zusammen zu speisen, weitere 16 Prozent an drei bis vier Tagen. An Wochenenden frühstücken 94 Prozent der Befragten mindestens an einem der beiden Tage ausgelassen, 89 Prozent essen gemeinsam zu Mittag und sogar 97 Prozent zelebrieren ein gemeinsames Abendessen. Der wohlbekannte Sonntagsbraten, der als Symbol für ein gemeinsames Mahl mit der kompletten Familie steht, scheint also ganz und gar nicht altbacken, sondern gelebte Realität zu sein.

Das Erfreuliche: 80 Prozent der Familie reden beim gemeinsamen Essen darüber, was sie am Tag erlebt haben. Auch deshalb bezeichnet der dänische Familientherapeut und Bestsellerautor Jesper Juul Esstisch und Küche als das »Herz des Hauses«. Aber eine Friede-Freude-Eierkuchen-Garantie gibt es natürlich nicht. Schließlich ist der Esstisch bei vielen Familien auch der einzige Ort, an dem alle zusammenkommen, Sorgen, Ängste, Wünsche und Erlebnisse geteilt werden. Und wo Menschen zusammentreffen, treffen auch unterschiedliche Launen, Gefühle und Erwartungen aufeinander. Juul betont in seinem Buch *Was gibt's heute? Gemeinsam essen macht Familien stark* (Walter, 2002):

> »Stimmungen unterliegen Schwankungen, und wir fühlen uns nicht immer gleichermaßen mit uns selbst und mit anderen wohl. Einige Mahlzeiten sind von Ausgelassenheit und andere von verstimmtem Schweigen begleitet. Manchmal machen wir es uns alle zusammen gemütlich, und ein anderes Mal scheint es, als hätte genauso gut jeder für sich allein essen können.«

Wenn es also an der gemeinsamen Tafel auch mal knallt, ist das völlig normal. Schriftsteller Oscar Wilde soll, vielfach in leichten Abwandlungen zitiert, in etwa folgende Botschaft vertreten haben: »Nach einem guten Essen ist man bereit, allen zu verzeihen, selbst seinen eigenen Verwandten.«

Rituale und Tischmanieren schaffen Verbindung

Essen taktet unser Leben. Morgens nehmen wir Frühstück zu uns, mittags ein Mittagessen, abends ein Dinner oder Abendbrot, und zwar meistens in Gesellschaft. Die Strukturierung nach regelmäßigen Mahlzeiten lernen wir zunächst in der Familie, später anhand fester Pausenzeiten im Kindergarten, der Schule und schließlich bei der Arbeit, wenn der Kollege »Mahlzeit!« durch das Großraumbüro ruft und mit seiner Tupperdose unterm Arm in Richtung Pausenraum schlendert. Die Mahlzeit »ist zu allen Zeiten und in allen Sozialgruppen gleichermaßen vorhanden, sie ist den generellen Zielen der Disziplin zugeordnet, […] sie bietet durch die Nähe zum Lebensrhythmus vielfache Querbezüge zu anderen Sachbereichen des Lebens«, schrieb etwa der deutsche Volkskundler Günter Wiegelmann 1967.

Jahrtausendelang gab es keine strengen Tischmanieren. Oft langte man hungrig mit bloßen Fingern zu. Jegliches Essen war quasi Fingerfood! Selbst Rülpsen, Schmatzen und Spucken an der Tafel oder und um das Lagerfeuer war völlig ok. In der Antike gab es zwar bereits Gabeln, aber eher als Servierbesteck, mit dem Speisen aufgetan wurden. Archäologische Funde aus Ägypten und dem nahen Osten zeigen gabelartige Utensilien, die oft nur zwei oder drei Zinken hatten. In der breiten Masse der Bevölkerung lehnte man sie als Esswerkzeug aber noch viele Jahrhunderte ab. Glaubt man der TerraX-Dokumentation »Die Geschichte des Essens« (ZDF), soll der Sonnenkönig Gabeln an seiner Festtafel verboten haben und sogar dafür bewundert worden sein, wie elegant er Geflügelragout mit den Fingern essen konnte. Und ein Prediger soll gefragt haben: »Hätte uns Gott Finger gegeben, wenn er gewollt hätte, dass wir dieses Instrument benutzen?« Spätestens seit Spaghetti kulinarisch die Welt erobert haben, sind wir wohl alle froh, Gabeln zu haben!

Ab dem 12. Jahrhundert entstanden in Europa erste »Tischzuchten«. Das waren lateinische Reimschriften, die Regeln für das

Verhalten zu Tisch in Klöstern festlegten. Später folgten strengere Tischsitten, die sich laut Ulrich Tolksdorf im 17. und 18. Jahrhundert weiterentwickelten: Saubere Hände, aufrechtes Sitzen, Tischordnung, Servietten, der korrekte Umgang mit dem Besteck – das alles unterschied fortan vornehme Leute vom gemeinen Volk. Der Philosoph und Soziologe Georg Simmel schrieb 1910 in seinem Werk *Die Soziologie der Mahlzeit*:

> »In den niederen Ständen, wo die Mahlzeit wesentlich um das Essen seinem Stoffe nach zentriert, bilden sich keine typischen Regulative der Essgebärden aus. In den höheren, in denen der Reiz des Zusammenseins [...] die bloße Materie der Mahlzeit dominiert, entsteht das für diese bestimmte Benehmen, ein Kodex von Regeln von der Haltung von Messer und Gabel bis zu den angemessenen Themen der Tischunterhaltung.«

Ob ein dekorativ eingedeckter Tisch mit aufeinander abgestimmten Tellern und Gläsern oder die reine Tatsache, dass wir in Gesellschaft mit Messer und Gabel statt mit bloßen Händen direkt aus der großen Schüssel langen »wie in primitiven Epochen« – Simmel deutet erst in dieser Entstehung der Tischmanieren die Umwandlung der lebensnotwendigen, selbstsüchtigen Bedürfnisbefriedigung in die soziale Form der gemeinsamen Mahlzeit.

Doch gerade der große Spaghetti- oder Gulaschtopf mitten auf dem Tisch beim Familienessen symbolisiert für viele Menschen auch heute noch das gemeinsame gesellige Essen mit den Liebsten. Das sieht rund 50 Jahre später auch Literaturnobelpreisträger Elias Canetti in seinem Text *Zur Psychologie des Essens* so:

> »Eine gewisse Achtung der Zusammen-Essenden voreinander ist unverkennbar. Sie drückt sich schon darin aus, dass sie

> teilen. Die Speise, die in der gemeinsamen Schüssel vor ihnen liegt, gehört allen zusammen. Jeder nimmt etwas davon in sich auf; jeder sieht, dass auch die anderen davon genommen haben. Man gibt sich Mühe, gerecht zu sein und keinen zu übervorteilen.«

Er geht sogar noch einen Schritt weiter:

> »Ihre Achtung bedeutet auch, dass sie einander nicht essen werden. Zwar besteht die Gewähr dafür unter Menschen, die in einer Gruppe zusammenleben, immer. Doch erst im Augenblick des Essens drückt sie sich überzeugend aus. Man sitzt beisammen, man entblößt seine Zähne, man isst, und sogar in diesem kritischen Augenblick überkommt einen kein Appetit auf den anderen. Man achtet sich dafür, und man achtet auch den anderen für seine Zurückhaltung, die der eigenen ebenbürtig ist.«

Das klingt skurril – und klang sicher auch schon 1960, als dieser Text entstanden ist, skurril. Aber vielleicht geht es ihm auch eher darum, dass wir beim gemeinsamen Essen aufeinander achten, uns gegenseitig etwas vom Festmahl gönnen und uns nicht als Fressfeinde oder Futterneider wahrnehmen, sondern als Tischgemeinschaft. Ob nun aus der großen »primitiven« Wühltisch-Schüssel in der Mitte des Tisches oder dinierend am edlen Tischbankett mit aufwändig angerichteten Tellern und frischem Besteck zu jedem Gang: Sozial ist, was uns das Gefühl von Zugehörigkeit und Gemeinschaft schenkt. In gemeinsam verbrachter Zeit das Gleiche zu essen, Sinneseindrücke zu teilen und sich darüber unterhalten zu können – das schafft gemeinsame Momente!

Essen fördert das (Business-)Netzwerk

Geselligkeit dient der Unterhaltung, Identitätsstiftung und Einbindung in die Gesellschaft. Essen und Trinken sieht Ulrich Tolksdorf auch als »Operationsgefüge, das Orientierung und Kommunikation zwischen Individuen und Gruppen sicherstellt«. Und das gilt nicht nur für private Zusammenkünfte, sondern auch für den Aufbau von beruflichen Netzwerken. Wer ab und zu ein Pläuschchen in der Kaffeeküche hält, fühlt sich wohler und zugehöriger im Job. Als freie Journalistin kämpfte ich besonders in den ersten Jahren um feste Auftraggeber. Und Essen spielte bei mir dabei eine entscheidende Rolle: Mit einem Ressortleiter, den ich um drei Ecken kannte, war ich ein einziges Mal Mittagessen – viele Jahre gehörte er zu meinen vertrautesten, verlässlichsten und hochkarätigsten Jobgebern. Außerdem habe ich mir bereits im ersten Jahr angewöhnt, als Dankeschön selbst gebackene Weihnachtsplätzchen an meine festen Redaktionen zu senden. Kokosmakronen und mit selbst gemachter Marmelade gefüllte Hildabrötchen nach Mama »Biggis« Rezept stechen aus der Masse an gekauften regionalen Nudeln, Bio-Weinen und Grußkarten heraus – weil sie mit Zeit und Liebe gemacht sind, das wird honoriert!

Dass ein gemeinsames Essen Business-Netzwerke fördern kann, hat auch das Schweizer Start-up »Career Lunch« erkannt. Statt steife Vorstellungsgespräche vermittelt das Jungunternehmen informelle Treffen zum Mittagessen zwischen potenziellen Talenten und Arbeitgebern. »Wir sind davon überzeugt, dass es vor allem für die junge Generation neue Wege braucht, um sie langfristig an einen Arbeitgeber zu binden«, sagte mir Gründer Simon Hofer 2021 in einem Interview für die Schweizer *Handelszeitung*. Vor allem deshalb, weil zahlreiche Studien zeigen würden, dass sich die Generationen Y und Z mehr als eine gut bezahlte Festanstellung wünschen. »Ihnen geht es um Werte, Wohlbefinden, Unternehmenskultur und Sinn bei der Arbeit«, so der Gründer. Bei einem Mittagessen könne man sich in lockerer Atmosphäre auf Augenhöhe kennenlernen und auch ungewöhnliche Fragen stellen. Die Gründer nutzen Algorithmen, um potenzielle Arbeitgebende und Arbeitnehmende miteinander zu verknüpfen, organisieren Termine und stellen eine Feedbackkommunikation bereit. Ob sich die Career-Lunch-Teilnehmer später wieder als Arbeitskollegen in der Mitarbeiterkantine treffen, bleibt dann den beiden überlassen. Doch speziell, wenn es keine offiziellen Anlässe oder Events gibt, um sein Business-Netzwerk aufzubauen, kann eine einfache Einladung zum Mittagessen einen solchen Anlass schaffen und so dem Kontaktaufbau und der Kontaktpflege dienen. Essen schafft gemeinsam erlebte Momente. Und weil Dauer und Intensität eines ersten Treffens laut der Ratgeber-Plattform Karrierebibel.de stark beeinflussen, ob wir bei neuen Kontakten einen bleibenden Eindruck hinterlassen, dient ein gemeinsamer Lunch dem Netzwerkaufbau garantiert mehr als ein kurzer Smalltalk auf einer Messe mit Visitenkartenaustausch.

6. These: ESSEN IST … WILLKOMMEN

Herzlich willkommen in Jordanien

Als Journalistin und Fotografin begleitete ich im April 2018 die Schweizer Flüchtlings-Hilfsorganisation »Together Human« nach Jordanien. Die beiden Gründer Rashid Abed und Andrea Marti sind seit Unizeiten Freunde von mir und Rashid hat eine deutsche Mutter und einen jordanischen Vater. Bevor wir also Spendengelder, Hilfsmittel und handgestrickte Püppchen nach Zaatari brachten (in eins der größten Flüchtlingslager der Welt, rund sechs Kilometer von der syrischen Grenze entfernt), wurden wir zu

Rashids arabischer Großfamilie eingeladen. Zum ersten Mal in einem arabischen Land war ich etwas verunsichert und unzählige, von Schubladendenken geprägte Fragen ratterten mir durch den Kopf: Wie verhalte ich mich am besten? Muss ich als Frau ein Kopftuch tragen? Wird mich die Familie unsittlich finden, wenn ich Sandalen trage, mit der falschen Hand esse oder unwissentlich landesübliche Höflichkeitsregeln missachte?

Doch sobald wir das Haus von Rashids Familie, auf dem Land nordöstlich der Hauptstadt Amman, betreten hatten, war die Angst wie weggeblasen. Herzlich strahlende alte Tanten schlossen mich in warme, feste Umarmungen, drückten mir feuchte Schmatzer auf die Wangen und überluden mich und meine Freunde mit den leckersten arabischen Gerichten: gefüllte Weinblätter, fermentiertes Gemüse, duftende Auberginen, Fladenbrot, gegrilltes Lamm, Köfte, Hummus, Joghurt – der Tisch im von Weinreben umrankten Garten quoll über vor lauter Köstlichkeiten. Und mein Teller auch. Sobald ich nur ein Drittel gegessen hatte, schaufelten mir Tanten und Onkel neue Portionen auf den Teller. Was für ein Willkommenheißen! Was für ein Genuss! Hier wurde mir zum ersten Mal so richtig klar, wie viel Macht ein gemeinsames Essen hat, das Eis zu brechen, Ängste aufzulösen und seinen Gästen zu zeigen: »Du bist hier willkommen – kulturelle Unterschiede hin oder her!«

Essen für die Integration

Zahlreiche Vereine sowie soziale und religiöse Verbände in Deutschland, Österreich und der Schweiz nutzen diese Symbolkraft des Essens, um Menschen am Rande der Gesellschaft zu zeigen: Du gehörst dazu! Als in den Jahren 2014 bis 2016 mehr als 600 000 Menschen aus Syrien nach Deutschland flohen, Flüchtlingsheime brannten und rechte Parteien wie die AfD Wähler gewannen, entstanden auch unzählige Gegenbewegungen: Menschen nahmen geflohene Menschen bei sich zu Hause auf, sammelten fleißig Hilfsgüter und veranstalteten sogenannte »Welcome Dinner«. Die schwedische Sprachlehrerin Ebba Akerman hat 2014 das erste Dinner unter diesem Motto veranstaltet. Inspiriert von der Idee gründeten sich in über 50 Städten in acht europäischen Ländern weitere Initiativen, die private Gastgeber und Flüchtlinge zu einem gemeinsamen Abendessen vernetzten. Interessierte Gastgeber können ein Online-Formular für ein Dinner mit Datum, Uhrzeit und Gästeanzahl ausfüllen. In Hamburg zum Beispiel suchen dann rund 45 Ehrenamtliche in Deutschkursen nach Menschen, die Interesse an so einem interkulturellen Blind Date haben. Die Idee dahinter: »Viele Neuankömmlinge aus der ganzen Welt lernen nach ihrer Ankunft kaum Hamburger:innen kennen. Viele Hamburger:innen möchten sie in ihrer Stadt willkommen heißen« heißt es auf der Internetseite des Vereins, »ein Welcome Dinner ist ein gemeinsames Abendessen, die perfekte Möglichkeit für erste Begegnungen«. In Spitzenzeiten vermittelte die Hamburger Gruppe bis zu 70 Essen pro Woche! Über 2 500 Dinner brachten bereits mehr als 10 000 Gästen aus 78 unterschiedlichen Ländern an einen gemeinsamen Tisch in der Hafenstadt. Gründungsmitglied Ines Burckhardt erzählte *Welt*-Redakteurin Eva Eusterhus im Februar 2016:

> »Viele Hamburger möchten etwas für Flüchtlinge tun, wissen aber nicht wie. [...] Ein schönes Abendessen aber ist für jeden leicht zu realisieren. Und wenn die Chemie stimmt, kann aus einem ersten Kennenlernen eine Bekanntschaft oder gar Freundschaft werden.«

Aber nicht nur moderne Initiativen, sondern auch klassische Suppenküchen für von Armut betroffene Menschen haben solch einen integrierenden Effekt. Ob im Christentum, im Islam, im

Buddhismus oder im Hinduismus – Armenspeisungen und Essensspenden gehören in allen Religionen seit jeher zu den Grundwerten – das schreibt Dr. Margit Roth, die Chefredakteurin der Münchner Straßenzeitung *BISS* in ihrem Text »Essen ist Heimat. Suppenküchen – ein warmes Essen das ganze Jahr«. Mit einem frisch gekochten Mahl soll Obdachlosen, Prostituierten, Suchtkranken und vielen weiteren Menschen geholfen und die Hand gereicht werden, statt sie auszugrenzen oder zu verachten, weil sie nicht der gängigen Norm entsprechen.

Der Journalist René Ammann vom Schweizer Magazin *Beobachter* half 2021 zehn Tage lang bei der Essensverteilung des Vereins »Incontro« in Zürich. Jede Woche werden im Zürcher »Langstrassenquartier« rund 2 100 Gerichte ausgegeben – und die Menschen stehen stundenlang auf der Straße Schlange, während die Wohnungen um sie herum 5 000 bis 6 000 Franken Miete kosten – Zürich gilt immerhin als drittteuerste Stadt der Welt. In seinem Artikel »Im Schatten der Glitzerfassaden« schildert er seine Erlebnisse von der Straße und in Lokalen. Und mit dem Lesen des ersten Satzes wird klar: Bei dem Verein wird nicht nur Essen ausgeteilt. Während des Essens stehen Begegnungen, Gespräche und Begleitung an oberster Stelle. »Sprich mit ihm« ist die erste Anweisung, die Amann bei seinem Kurzzeit-Praktikum erhält. Und das tut er. Amann bringt einem obdachlos gewordenen Wanderarbeiter Kaffee und ein Stück Hefekranz: »So etwas Gutes habe ich schon lange nicht mehr gegessen«, sagt dieser dankbar und erzählt ihm daraufhin seine komplette Lebensgeschichte. Amann hört zu – und die Ehrenamtlichen von Incontro helfen bei der Vermittlung von Arztterminen, Praktika, Behördengängen oder Meldeadressen. Was fremd ist, wird an einem gemeinsamen Tisch vertraut. Menschen, mögen sie auch noch so unterschiedlich sein, werden zu einer Gemeinschaft, die Essen, Gespräche und das Hier und Jetzt vorurteilsfrei und offen teilt.

Die meistbewirtete Frau der Welt

Mit fremden Menschen essen – das kennt die Berlinerin Christine Thürmer gut. Denn: Mit über 65 000 Kilometern zu Fuß ist sie die meistgewanderte Frau der Welt! Sie hat nicht nur die USA drei Mal von Mexiko nach Kanada durchwandert, sondern auch schon Europa von der Süd- zur Nordspitze und vom tiefsten Westen in den weit entfernten Osten, hinzu kommen unzählige Wanderwege in Asien und Australien. Mal abgesehen von professionellen Restaurantkritikerinnen dürfte Thürmer damit wohl auch die meistbewirtete Frau der Welt sein! Denn wer die Hälfte des Jahres jeden Tag 35 bis 40 Kilometer wandert, muss auch essen.

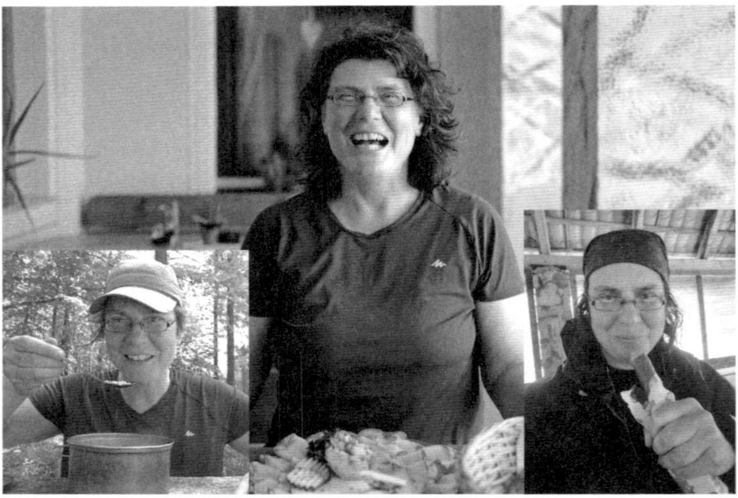

Christine Thürmer

Mit Mitte 30 war sie noch eine echte Business-Frau: Schicker Firmenwagen, volle Terminkalender, ein dickes Managerinnengehalt. Doch als sie 2003 zum ersten Mal sogenannten »Thruhikern« (deutsch: Durchwanderern) begegnet, beschließt sie, den kompletten Pacific Crest Trail in den USA zu wandern. Sie nimmt damals eine Auszeit, wandert fünf Monate und einen Tag lang an Schwarzbären und Klapperschlangen vorbei durch den Westen Amerikas, erklimmt Berge, durchquert Wüsten – und kehrt zurück in ihren Berufsalltag. Als dann aber plötzlich ein guter Freund mit Mitte 40 drei Schlaganfälle hintereinander hat und stirbt, weiß Christine Thürmer endgültig: »Ich muss endlich das Leben leben, nach dem ich mich sehne, darf keinen Moment verpassen!« Seit 2007 wandert sie quasi hauptberuflich durch die Welt, schreibt in den Wintermonaten Bücher darüber und begeistert Tausende Zuhörer bei Vorträgen. Einer ihrer Bestseller heißt *Laufen. Essen. Schlafen.* (NG Taschenbuch, 2016) – und dieser Titel bringt genau das auf den Punkt, was ihr Wanderleben ausmacht. »Keine Wanderung, die ich mir vornehme, hat unter 1 000 Kilometer«, sagt Christine Thürmer, »das heißt: täglich 35 bis 40 Kilometer laufen, genügend Essen, um meine rund 5 000 verbrauchten Kalorien wieder zu mir zu nehmen, und ausreichend schlafen, um am nächsten Tag wieder fit für die nächste Etappe zu sein«. In abgelegenen Gegenden hat sie im Voraus geplanten Proviant dabei, der möglichst wenig wiegt – »denn wer monatelang so weit laufen will, muss Gewicht sparen«, betont die Wanderin. Im Idealfall überschreitet ihr Gepäck samt Zelt, Schlafsack und Campingkocher die Sechs-Kilo-Marke nicht. Dann isst sie zum Frühstück ein halbes Pfund Müsli (um Gewicht zu sparen mit Wasser), zum Mittag- und Abendessen Tütengerichte wie Spaghetti mit Käsesauce, Kartoffelbrei mit Röstzwiebeln oder Linsensuppe mit Würzpulver. Ein Kaloriendefizit verhindert sie mit zwei bis drei Tafeln Schokolade täglich. »Böse Zungen behaupten ja, dass ich nur Langstreckenwanderin geworden bin, weil ich so ungestraft jeden Tag ein knappes Pfund Schokolade essen darf«, sagt Christine Thürmer lachend.

Auf den amerikanischen Langstreckentrails bieten sogenannte »Trail Angels« die Abwechslung zu Tütenfraß – und ein kleines

Zuhause auf Zeit. »Die Trail Angels sind eigentlich wildfremde Menschen, die Wanderer unterstützen, indem sie zum Beispiel Wasser in der Wüste deponieren oder sie bei sich zu Hause bekochen und übernachten lassen«, erklärt Thürmer, »sie freuen sich, weil die Wanderer mit Gesprächen und Geschichten die große weite Welt zu ihnen ins verschlafene Nirgendwo bringen – und wir bekommen ein warmes Essen und ein trockenes Bett.« In der Regel steht bei den Trail Angels eine Spendenbox, in die jeder Wanderer so viel werfen darf, wie er kann und will. »Dieses halb professionalisierte Willkommenheißen fremder Menschen ist wirklich etwas ganz Besonderes, das es so nur in den USA gibt!«

Während Christine Thürmer in den USA an den anderen sechs Tagen pro Woche aus Mangel an Einkaufsmöglichkeiten aus der Tüte leben musste, sieht es in Europa ganz anders aus: »Frankreich, Italien, Spanien und Deutschland – hier ist es wie im Schlaraffenland«, schwärmt die Wanderin, »regionale Brot- und Wurstspezialitäten lasse ich mir hier am liebsten schmecken.« In Osteuropa sind zwar die Einkaufsmöglichkeiten rarer, dafür wird man als Reisender immer wieder zum Essen eingeladen: »Je weiter man in den Osten kommt, desto eher werde ich mit Kuchen, frisch gepflückten Äpfeln oder einem deftigen Eintopf willkommen geheißen – auch wenn ich nur um Trinkwasser gebeten habe«, erinnert sich Thürmer an ihre Wanderungen durch Polen, Rumänien oder Bulgarien. Das Erstaunliche: »Je ärmer die Menschen des Landes sind, desto häufiger sind die Esseneinladungen oder Proviant-Mitgaben«, sagt Thürmer, »ich denke, das ist so, weil wir etwa in Deutschland gar nicht daran denken, dass ein Wanderer Hunger haben könnte. Diese Menschen kennen Leid – und sind umso bereiter, zu teilen, was sie teilen können.« Die Langstreckenwanderin kann unzählige Geschichten erzählen, die einem das Herz öffnen: »Auf einer rumänischen Alm wurde ich mit frischer Milch und Käse empfangen«, erzählt sie zum Beispiel,

»selbst Omas auf der Straße eilen in ihren Garten, um mir frische Zwetschgen vom Baum zu pflücken – die Menschen sehen mich sofort als Gast und geben mir eben, was sie haben.« Oder: »In Polen wanderte ich im kältesten Frühling seit Jahrzehnten – patschnass aus dem Schneesturm kommend, wurde ich herzlich von einer Familie mit einer heißen Suppe bewirtet!«

Mit Essen wird Christine Thürmer überall auf der Welt willkommen geheißen. »Das ist total schön – ich fühle mich dadurch geehrt und wertgeschätzt! Aber auf meinen Wegen setzt mich das auch ganz schön unter Druck«, gibt sie zu. »Zum einen muss ich mich an meinen Wanderplan halten, um die geplanten Etappen zu schaffen, und kann deshalb keine zu langen Pausen machen«, sagt sie. Auch den zu jeder Einladung gehörenden Schnaps in osteuropäischen Ländern, muss sie immer wieder dankend ablehnen. »Das ist lieb gemeint, aber es gilt stets: Laufen. Essen. Schlafen – und zwar mit Struktur, um meine Ziele zu schaffen!« Zum anderen seien Kommunikationsschwierigkeiten und Sprachbarrieren oft eine Herausforderung: »Ich weiß oft nicht, was mir angeboten wird – und ob das Mahl etwas kostet oder nicht.« In einer urigen Berghütte in Bulgarien dachte sie zum Beispiel mal, dass sie Huhn isst, bis sie merkte, dass es Kutteln waren.

Eine der vermeintlich lebensbedrohlichsten Situationen, die sich aus fehlenden Sprachkenntnissen ergeben hat, ereignete sich vor einem Bauernhaus in Rumänien: »An einem heißen Tag bat ich ein Bauernehepaar um Wasser«, erinnert sich Thürmer. Den Satz »Apă, vă rog« (deutsch: »Bitte Wasser«) hatte sie extra auf Rumänisch auswendig gelernt. »Der Mann eilte davon und kam stolz mit einer Mineralwasserflasche zurück, die Frau rieb sich den Bauch und lächelte mich freundlich an«, sagt Christine Thürmer. Die Wanderin bedankte sich herzlich lief weiter – und trank, kaum um die Ecke gebogen, gierig die halbe Flasche in einem Zug aus. »Da merkte ich plötzlich, dass das furchtbar nach Petroleum schmeckt, brach in Panik aus und übergab mich in hohem Bogen«, sagt sie, »haben die etwa gedacht, dass ich mit dem Auto liegen geblieben bin und Benzin brauchte?« Sie lief weiter zu ihrer geplanten Unterkunft, mit der ständigen Angst im Hinterkopf, gleich vergiftet zusammenzubrechen. »Sobald ich in meiner Unterkunft ankam, rief ich rumänische Freunde an und schilderte meine Lage.« Und die gaben zum Glück Entwarnung: »Es war Heilwasser aus einer regionalen Quelle, das eine Petroleum-Note hat und die Verdauung anregen soll«, sagt Thürmer kopfschüttelnd, »deshalb hatte sich die Bäuerin auch den Bauch gerieben – sie wollten mir einfach etwas besonders Gutes tun!«

Eine Erkenntnis, die die meistgewanderte Frau der Welt von all diesen innigen zwischenmenschlichen Begegnungen gewonnen hat: »Das Leben ist gut!« Wer Christine Thürmer eines Tages begegnet und sie mit Essen willkommen heißen möchte, sollte im Idealfall einen Snack zum Mitnehmen (der nicht zu viel wiegt) bereithalten. »Die Menschen sind so nett und hilfsbereit – über ein Stück selbst gebackenen Kuchen, gekochte Eier oder natürlich Schokolade freue ich mich immer riesig!«

7. These: ESSEN IST … ABSCHIED

Ein weltberühmtes Abschiedsessen

Bevor Freunde umziehen, der heranwachsende Sohn zum Ende der Semesterferien wieder in seine Universitätsstadt fährt oder die Schwester zu ihrer heiß ersehnten Weltreise startet, essen wir zum Abschied gemeinsam. Damit zeigen wir uns Wertschätzung, genießen ein letztes Mal die gemeinsame Zeit, schwelgen in Erinnerungen und tauschen Pläne, Hoffnungen und Glücksbringer aus. Und in unseren Breitengraden ist es auch selbstverständlich, nach dem Begräbnis eines geliebten Menschen gemeinsam bei Kaffee und Kuchen oder sogar einem Mehrgangmenü Erinnerungen an den Verstorbenen zu teilen. Leichenschmaus, Trauerfeier oder Trauerkaffee wird dieses Trauerritual genannt, das Trost spendet und zugleich ein Gemeinschaftsgefühl schafft.

Das wohl bekannteste Abschiedsessen der Welt ist das Abendmahl von Jesus und seinen Jüngern. In der Bibel heißt es – je nach Übersetzung – »Das Pessach-Mahl« oder »Das Mahl« – der Abend, an dem Jesus Christus, der Sohn Gottes, mit seinen zwölf Jüngern einen Laib Brot und einen Kelch mit Rotwein kreisen lässt und je nach Überlieferung auch ein Passalamm teilt. Jesus verkündet an diesem Abend, dass ihn einer unter ihnen verraten wird und dass er selbst sterben wird. Kurz darauf wird er gefangen genommen, der Gotteslästerung angeklagt und zum Tode verurteilt. Jesus stirbt am Kreuz – und das Abendmahl war rückblickend betrachtet eine Abschiedsfeier, das letzte gemeinsame Essen mit seinen engsten Vertrauten. Aber erst Leonardo da Vincis weltbekanntes Gemälde, das eine Wand im Speisezimmer eines Dominikanerklosters in Mailand schmückt, wird »L' ultima Cena« genannt, was so viel heißt wie: »Das letzte Abendessen/Abendmahl«. Dass Jesus auch mit seinem Verräter Judas Brot und Wein teilt, symbolisiert die Macht der Versöhnlichkeit eines gemeinsamen Essens.

Die Henkersmahlzeit: Kuriosität, Versöhnung und Vergebung

Nicht nur Freunde und Vertraute, sondern auch Menschen, die Schreckliches getan haben, wird traditionell ein Abschiedsessen gewährt: Wer zum Tode verurteilt wird, bekommt eine Henkersmahlzeit – das weiß doch jedes Kind. Aber: Stimmt das überhaupt? Und woher kommt dieser Brauch eigentlich? Der Journalist und Bestsellerautor Horst A. Mehler machte sich in den

1980er-Jahren in Staats-, Stadt- und Gefängnisarchiven auf Spurensuche, sprach mit zahlreichen Experten der Rechts- und Kriminalgeschichte. Heraus kam das Buch *Henkersmahlzeiten. Geschichte und Geschichten, Speisen und Dokumente* (Eichborn, 1986). »Bevor er unter dem Schwert des Henkers sein Leben lassen musste, erlaubte man ihm noch einmal, den höchsten der Gaumengenüsse auszukosten, um dann selbst gesotten, gebraten, gehängt, durch Schwertstreich geköpft, gerädert oder gevierteilt zu werden«, schreibt Mehler darin. Das Erstaunliche: »Dieser treffliche Brauch eines letzten Gerichts war nicht nur in deutschen Breiten üblich, sondern wurde nahezu in aller Herren Länder gepflegt.« Ob in China, bei den Römern, den alten Griechen, im tiefen Orient, in Europa oder in Amerika – »zum Rendezvous mit dem Tod gehörte […] immer das Essen«.

Mehler schreibt: »Aus den verschiedenen Gefängnissen von Mainz bis Nürnberg und New York wird berichtet, dass die Todgeweihten sich normalerweise noch einmal berauschen, dass sie Mahlzeiten von einer Üppigkeit und Gaumen-Wollust ersannen, wie sie sonst vielleicht unvorstellbar sind.« Ob Spinatbrei mit gebackenen Fischen, Kalbfleisch mit Spätzle, Schweinsbraten mit Gurkensalat, gleich ein komplettes Spanferkel mit Beilagen, diverse Kuchen und Torten, eine Schüssel der Lieblingscornflakes oder zwölf Shrimps, frische Erdbeeren und ein Eimer frittierte Hähnchenflügel von Kentucky Fried Chicken (das hat sich der US-Serienmörder John Wayne Gacey gewünscht, der 33 Jungen und junge Männer getötet hat) – zur Henkersmahlzeit ist fast alles erlaubt. Laut Horst A. Mehlers Recherchen soll sich so manch ein Verurteilter sogar zu Tode gefressen haben, andere sollen nach Rum, Wein oder Bier so besoffen gewesen sein, »dass sie sich kaum mehr auf den Beinen halten konnten«.

Die Beweggründe für diese Tradition, ob da nun ein brutaler Kindermörder oder Vergewaltiger sitzt, sieht der Autor in unserer Menschlichkeit und einem Fünkchen Aberglaube an eine unsterbliche Seele: Durch alkoholische Getränke ließ man »den Verurteilten das Schicksal leichter ertragen.« Mit Speis und Trank sollte »die arme Seele [...] noch rasch beruhigt und gut gestimmt werden«. Vor allem, damit sie sich nach dem Tode nicht mit dem Teufel einlässt und Richter oder Henker nicht als Geist heimsucht. Oft wurde das Abschiedsmahl sogar vom Henker höchstpersönlich serviert – oder der Vollstrecker aß und trank gleich mit, um Versöhnung zu garantieren.

Warum Mehler immer in der Vergangenheitsform spricht, ist fraglich. Denn laut Amnesty Internationals aktuellster »Bilanz zur Todesstrafe« gab es auch im Jahr 2023 noch mindestens 1153 Hinrichtungen in 16 Ländern. Im Vergleich zum Vorjahr ist die Anzahl der Tötungen sogar um 31 Prozent gestiegen. Von Tausenden nicht verzeichneten Hinrichtungen spricht Amnesty International zudem in China, in der offiziellen Statistik gefolgt von Iran, Saudi-Arabien, Somalia, USA, Irak und Jemen. In all diesen Ländern werden noch Menschen zum Tode verurteilt und durch den elektrischen Stuhl, Enthauptung, Erhängen, Erschießen oder Giftspritzen getötet. Die Dunkelziffer schätzt die Menschenrechtsorganisation auf mehrere Tausende.

Während Todesurteile und Henkersmahlzeiten im westlichen Europa längst der Vergangenheit angehören, sieht das in den USA weiterhin anders aus. Auch wenn 2023 laut »Jahresbericht Todesstrafe« nur noch fünf Staaten Todesurteile tatsächlich vollstreckt haben (es waren Texas, Florida, Oklahoma, Missouri und Alabama), sehen 27 der insgesamt 50 Bundesstaaten der USA die Todesstrafe weiterhin in ihren Strafgesetzen vor – so Amnesty International. Henkersmahlzeiten sind hier keine medienwirksamen Anekdoten aus längst vergangenen Tagen, sondern Realität. Und Informationen zu servierten Henkersmahlzeiten werden in Amerika immer wieder veröffentlicht. Dadurch gibt es unzählige Medienberichte über die üppigsten und sündhaftesten Festmahlbestellungen von Serienmördern und Attentätern. Es gibt sogar Bildbände (zum Beispiel *Last Suppers* von Ty Treadwell) und Fotoausstellungen, die letzte Essenswünsche verurteilter Killer nachstellen, wie es etwa 2017 der Neuseeländer Fotokünstler Henry Hargreaves in seiner Fotoserie »No Seconds« (deutsch: »Kein Nachschlag«) gemacht hat. Sicher, das generiert Aufmerksamkeit und Klicks in Onlinemedien, weil es kurios ist. Neben all der Kuriosität darf man aber nie vergessen, dass ein Mensch gestorben ist und seine letzte Mahlzeit, wie in Jesus' letztem Abendmahl, Versöhnung, Vergebung der Sünden – und menschlichen Anstand repräsentieren soll. Einem Sterbenden wird ein letzter Wunsch gewährt. Der Kriminologe Hans von Hentig sieht in der Annahme der Speise durch den zum Tode Verurteilten auch die Akzeptanz des Urteils und die Versöhnung mit dem Vollstrecker. Mit dem Abschiedsessen soll also Frieden geschlossen werden.

Die kulinarische Wunsch-Erfüllerin im Hospiz

»Angesichts des Todes, sollte man meinen, werden körperliche Genüsse bedeutungslos – aber genau das Gegenteil ist der Fall«, schreibt Horst A. Mehler. Und auch deshalb hat sich das Hospiz Kafarnaum in Baden-Baden etwas ganz Besonderes für seine Gäste einfallen lassen: Seit 2016 kocht die begnadete Hobby-Köchin Christiane Stangier hier dreimal pro Woche Lieblingsessen für die Sterbenden. Auch sie weiß aus Erfahrung: »Essen ist die größte Lebensfreude, die wir bis zum Schluss haben!«

Der Umzug ins Hospiz, raus aus den eigenen vier Wänden, ist für viele Menschen ein schwerer Schritt. Doch die Statistik zeigt, dass jeder zweite Deutsche im Krankenhaus, Pflegeheim oder Hospiz stirbt. »Weil die Gäste hier in Baden-Baden Essenswünsche äußern können, fühlt sich das Leben im Hospiz selbstbestimmt, vertraut und ein bisschen wie zu Hause an«, ist Stangier sicher, »sobald feiner Essensduft über den Flur weht, spürt man die Lebendigkeit und die Vorfreude der Gäste.«

Gute alte Hausmannskost, die Menschen mit glücklichen Erinnerungen verbinden, sind die häufigsten Wünsche, zum Beispiel Königsberger Klopse, Hühnerfrikassee oder Kartoffelbrei mit Wirsinggemüse oder Rotkohl. »Die Essenswünsche knüpfen fast immer direkt an ganz persönliche Lebensgeschichten an«, sagt die Köchin. Im direkten Gespräch mit den Gästen erfragt sie Besonderheiten wie: »Meine Oma hat die Früchte im Apfelpfannkuchen nicht in Ringe, sondern klein geschnitten – dann war es besonders lecker«, oder von einem ungarisch stämmigen Gast: »In ein gutes Gulasch gehört neben Schwein und Rind auch Lammfleisch.« Dann stöbert Stangier in einem ihrer mehr als 100 Kochbücher, recherchiert traditionelle Nuancen des Gerichts, kauft am liebsten frisch auf dem regionalen Markt ein und bereitet die gewünschten Lieblingsspeisen so authentisch wie möglich zu. »Oft sind es diese Kleinigkeiten, die ein Gericht so schmecken lassen wie in der Kindheitserinnerung«, weiß die Hospiz-Köchin, »ein bestimmtes Gewürz, eine spezielle Schnitttechnik, eine Zutat, die fest ins Familienrezept gehört – dann schmeckt es richtig!« An strahlenden Gesichtern, einem warmen Händedruck, Tränen in den Augen oder sogar einem kleinen Küsschen auf die Wange erkennt sie dann, ob sie alles richtig gemacht hat. »Das ist ein wunderbares, überwältigendes Gefühl«, sagt Christiane Stangier.

Als die gelernte Hotelbetriebswirtin 2016 von einer Freundin gefragt wurde, ob sie sich die Anstellung im Hospiz vorstellen könne, hatte sie schon erst mal »Muffensausen«, gibt sie zu. «Ich wusste nicht, ob ich mit sterbenden Menschen umgehen kann oder ob mich das emotional zu sehr mitnimmt, davor hatte ich einen riesigen Respekt.« Aber die warme Atmosphäre im Kafarnaum, die vielen innigen Begegnungen, berührenden Gespräche und dankbaren Gesten haben ihr die Angst schnell genommen: »Im Hospiz wird geweint und gelacht – und zum Glück mehr gelacht, nach einem guten Essen noch viel mehr«, lächelt sie, »in meinen drei Jahrzehnten im Berufsleben hatte ich nie einen Job, der mich mehr erfüllt hat, allen Beteiligten so viel Freude geschenkt und Sinn gemacht hat!«

Jedes Essen, das Stangier kocht, könnte die letzte Mahlzeit für einen der Menschen im Hospiz sein. »Natürlich berührt es mich sehr, wenn ein Bewohner stirbt«, sagt sie, »aber ich weiß, dass ich dazu beitragen konnte, sein Leben bis zum Schluss lebenswert zu machen und dem Menschen noch einmal Respekt, Genuss und Glückseligkeit schenken konnte.«

Sie selbst würde sich zum Abschied auch ein leckeres selbst gekochtes Essen aus frischen Zutaten wünschen, am liebsten Reibekuchen mit frischem Apfelmus. »Das ist mein Herzensgericht, dass ich mir schon als Kind gewünscht habe, wenn ich krank war«, sagt sie. Die Besonderheit, die es wunderbar nach Heimat schmecken lässt: »Festkochende Kartoffeln und eine Zwiebel im Teig – nur dann schmeckt es, wie es schmecken soll!«

8. These: ESSEN IST … STATEMENT

Warum Essen die neue Religion ist

Wo früher der Ausruf aus Bertolt Brechts *Dreigroschenoper* »Erst kommt das Fressen, dann die Moral« galt, wird mit steigendem Lebensstandard der Menschen beides kombiniert. Essen ist heute so viel mehr als Sattwerden – es ist Lifestyle, Instagram-Post, politisches Statement und soziale Haltung gleichermaßen. Und die Möglichkeiten, mit Essen seinen eigenen Werten Ausdruck zu verleihen, scheinen heutzutage schier grenzenlos: Menschen, die es sich leisten können, kaufen zunehmend bewusst regionale und saisonale Bioprodukte, um die Umwelt zu schonen und möglichst gesund zu speisen. »Clean Eating«-Anhänger verzichten auf verarbeitete Convenience-Produkte und kaufen stattdessen ausschließlich natürliche, also »saubere und reine« Grundprodukte, die ihnen die Natur selbst geschenkt hat: Sie backen zum Beispiel Brot aus Mehl, Wasser und Salz selbst – und nutzen Honig oder (Trocken-)Früchte zum Süßen von Speisen statt raffiniertem Zucker. Anhänger der »Post-Milk-Generation« tragen vielleicht sogar Shirts mit diesem ursprünglich vom Haferprodukt-Anbieter Oatly entwickelten Werbe-Slogan, verzichten auf Kuhmilchprodukte und wählen stattdessen pflanzliche Milch-, Joghurt- und Eisvarianten aus Hafer-, Mandel- oder Sojamilch. Vegetarier verzichten auf Fleisch und Fisch, Veganer auf jegliche tierischen Produkte wie Käse, Eier, Milch, Honig – und sogar auf manche Rotweinsorten oder Kaffeebohnen, wenn das edle Tröpfchen mit Gelatine geklärt oder die Bohne mit Bienenwachs überzogen wurde. Bewusste Esser versprechen sich davon Einflüsse auf Umwelt, Politik und die eigene Gesundheit. Kurz: »Unser Essen soll die Welt retten – und uns selbst auch.« Vielleicht ist es genau die Aussage dieses von Journalist Thorsten Fuchs zugespitzten Satzes, der immer mehr Wissenschaftler zu der Theorie bewegt, dass Essen die neue Religion ist. War es nicht jahrhundertelang unser Glaube an Gott, der die Welt und uns selbst retten und erlösen sollte? Selbst der Theologe Kai Funkschmidt sagt in einem Deutschlandfunk-Interview: »Essen ist zu unserer Ersatzreligion geworden.« Seit jeher dienen Essensvorschriften, -rituale und -verbote innerhalb von Religionsgemeinschaften als Instrumente zur Orientierung, Schaffung eines Gruppenzugehörigkeitsgefühls und zur Abgrenzung. Der deutsche Soziologe Klaus Eder schrieb 1988: »Esstabus dienen auch in der Moderne als Schlüsselsymbole für Identität und Differenz« – und das gilt eben auch heute noch – selbst für bewusst gewählte Tabus. Kai Funkschmidt hat sich als Theologe und Referent für Weltanschauungsfragen eingehend mit dem Thema beschäftigt und erkannt, dass Essen – ebenso wie die Zugehörigkeit zu einer Religionsgemeinschaft – sinn- und gemeinschaftsstiftend ist: »Was ich esse, bestimmt klar, wie ich mich wahrnehme. Ich esse nicht nur vegan, sondern ich bin Veganer.« Außerdem versprechen bestimmte Ernährungsweisen – ebenso wie Religion – Erlösung. Wer sich gut ernährt, beugt Krankheiten vor und kann sogar ernährungsbedingte Krankheiten wie Diabetes oder eine Fettleber wieder rückgängig machen oder gar heilen. Ernährung verspricht laut Funkschmidt aber heute auch »Heil für alle«. Weil wir mit einer bewussten Ernährungsweise potenziell das Klima retten und durch Hungerbekämpfung den weltweiten Frieden sichern könnten. Umgekehrt bringen gewisse Lebens- und Ernährungsweisen laut dem Theologen auch »apokalyptische Ängste« mit sich, ähnlich wie die Angst vor der Hölle oder dem Fegefeuer bei sündigem Verhalten im Christentum: »Wenn wir uns nicht in dieser und jener Weise verhalten, dann passiert die große Katastrophe: Die Hungerkatastrophe, die Klimakatastrophe oder die großen Kriege um die Nahrungsmittel und das Wasser brechen aus und dann geht alles zu Ende«, sagt Kai Funkschmidt. Unser Wohlverhalten wende diese Weltuntergangsszenarien aber ab. Das Einzige, was im Vergleich von Essen und Religion tatsächlich fehlt, ist das Transzendentale, also das Übermächtige, Unerklärliche, Göttliche. Deshalb spricht Funkschmidt auch nicht von einer neuen Religion, sondern von einer Ersatzreligion. Das Christentum lehrt: »Du wirst von Gott geliebt, trotz deiner Sünden.« Diese göttliche »Gnadeninstanz« fehle zum Beispiel im Veganismus völlig. Die Folge sei ein starkes Sündengefühl, wenn man gegen die selbstauferlegten Speisevorschriften verstößt. Der Veganer könne im Fall eines Verstoßes »sich nicht vergeben und kann auch anderen nicht vergeben«, so der Theologe.

Nichtsdestotrotz scheint die Leidenschaft und Inbrunst, mit der sich immer mehr Menschen bewussten Ernährungsweisen widmen, eine Art religiöse Haltung widerzuspiegeln. Essen schafft Rituale sowie ein moralisches und kulturelles Selbstverständnis – es ist zum Statement geworden. Die bewusste Wahl und Zubereitungsart des Essens drücken Werte aus – und in Gesprächen mit anderen über das, was wir essen, schaffen wir Abgrenzung oder Zugehörigkeit. »Essen ist noch immer Abgrenzung«, schreibt auch Journalist Thorsten Fuchs in seinem auf RND-Online erschienenen Artikel »Ist Ernährung die neue Religion?«. Und zwar »von dem Pöbel, der unfassbarerweise immer noch Chips, Leberwurst oder glutenhaltiges Brot isst«. Und Unrecht hat er mit seiner leicht sarkastischen Spitzzüngigkeit ja nicht: Speziell junge Mütter machen sich heute gegenseitig das Leben noch schwerer, als es durch Job-Familie-Doppelbelastung ohnehin schon ist. Freundinnen und Interviewpartnerinnen erzählten mir schon vielfach von schiefen Blicken und belehrenden Sprüchen à la »Zucker ist bei uns komplett verboten« oder »Ich habe den Babybrei für meine Kleine immer für einen Monat vorgekocht«. Bilder und Videos von strahlenden, top-gestylten Mamis, die sich beim »Meal Prep« (Essensvorbereitung für die komplette Woche für ihre fünfköpfige Familie) filmen und das Ganze auf Instagram posten, machen den erhobenen Mutti-Zeigefinger perfekt und schreien: »Ich rette die Welt, meine ganze Familie gleich mit – und sehe dabei auch noch total perfekt aus!« Realität? Fehlanzeige! Schuldgefühle, weil der Babybrei gekauft, das Brot vom Bäcker und die Augenringe dank schlafloser Nächte und zwei Vollzeitjobs auch noch dick und fett sind? Aber Hallo!

Gegen bewussten Konsum spricht natürlich nichts. Aber – um in religiösen Worten zu sprechen – in der Hölle landet natürlich keiner, nur weil er gerne mal sündigt und seinen Kuchen doch am liebsten mit Zucker bäckt. Jeder Mensch und jede Familie muss für sich ganz individuell die Ernährungsweise finden, die mit dem Alltagstrubel vereinbar ist. Jede noch so kleine bewusste Entscheidung zählt.

Andersartigkeit erntet Spott und Anerkennung

»Reden auf Vegetarier-Banketten sind erfreulich kurz, weil man Angst hat, dass sonst das Essen verwelkt« – das soll Schauspieler Mario Adorf einst gesagt haben. Und mit diesem Spruch gesellt er sich in eine schier unendlich lange Reihe, lustig gemeinter Vegetarier- und Veganer-Witze. 1980er-Jahre-Serien-Ikone Alf (der als Außerirdischer vom Planet Melmac am liebsten Katzen verspeist) beschwerte sich zum Beispiel über zu viel Gemüse: »Das ist kein Essen, das verfüttert man an das Essen!«, und an Stammtischen ernten Sprüche wie »Wie nennt man einen russischen Veganer? – Mooskauer« oder »Wie heißt der Gott der Vegetarier und Veganer? – Kräuterbuddha« schallendes Gelächter. Einer meiner liebsten Wortwechsel:
Tom: »Warum weinst du? Ist jemand gestorben?«
Tina: »Wegen der Zwiebel!«
Tom: »Jetzt übertreibt ihr Veganer aber völlig!«

… aber mal Scherz beiseite: Vegetarismus und Veganismus liegen seit Jahren im Trend. Und die bewusste Entscheidung, fleischlos zu essen, hat in den deutschsprachigen Ländern deutlich zugenommen: 8,12 Millionen Menschen (rund 10 Prozent der Bevölkerung) lebten laut Institut für Demoskopie Allensbach 2023 in Deutschland vegetarisch, 1,52 Millionen (rund zwei Prozent) vegan – 2016 waren es insgesamt noch 6,1 Millionen. Elf Prozent der Österreicher bezeichneten sich 2021 laut Handelsverband-Umfrage als Veganer oder Vegetarier. Und auch in der Schweiz und dem Fürstentum Liechtenstein lebten laut MACH-Konsum-Medien-Studie 2024 etwas mehr als fünf Prozent der Bevölkerung fleischlos oder verzichteten komplett auf tierische Produkte. Kein Wunder, dass auch immer mehr Gastronomen diesen Trend bedienen. Alleine in Wien gab es im Januar 2024 mindestens 60 vegane und 64 vegetarische Restaurants und Imbissbuden. 15 komplett vegetarische oder vegane Restaurants waren Ende 2021 insgesamt sogar mit einem der renommierten Sterne des Gastroführers »Guide Michelin« geschmückt.

Mit dem »Seven Swans« in Frankfurt wurde sogar weltweit erstmals ein rein veganes Restaurant im Guide Michelin geehrt: 2020 bekam Küchenchef Ricky Saward einen Michelin-Stern und einen grünen Stern für Nachhaltigkeit. Und er kreiert nicht nur rein pflanzliche Gerichte auf höchstem Niveau, sondern baut fast alle Zutaten auch noch selbst vor den Toren Frankfurts an, verzichtet zudem auf exotische Zutaten wie Zitrusfrüchte, Schokolade oder importierte Gewürze. Hyperregional, saisonal und vegan – nachhaltiger geht es quasi nicht. Durch Fermentation, Trocknung oder Einmachen verleiht er Gemüse und Kräutern eine längere Haltbarkeit und vielseitigen Geschmack. Weil die Nachfrage nach veganen Gerichten immer größer wurde, stellte er seine Speisekarte nach und nach auf vegane Gerichte um. Er begann mit Gemüse zu experimentieren, lernte zum Beispiel die Rote Bete dadurch ganz neu kennen: »Die war früher so ein Beilagengemüse, das man einfach gekocht, in Butter geschwenkt und gesalzen hat oder püriert. Hauptsache weich, süß und erdig«, erzählte er in einem *taz*-Interview. Das anders zu machen habe ein bisschen gedauert. Aber dann hätten sie »den Saft fermentiert, karamellisiert, Eiscreme draus gemacht, roh aufgedreht und fermentiert … Aber das Krasseste war der Rote-Bete-Schinken.«

Und was den Sternekoch erstaunte und begeisterte, begeisterte auch die Gäste und Gastrokritiker. »Wir haben angefangen, unsere Karte 80 Prozent vegan zu schreiben«, berichtete er mir in einem Interview, »nach einer kurzen Zeit habe ich gemerkt, wie unnötig diese 20 Prozent tierische Produkte waren. Mitte 2019 sind wir komplett auf vegan umgestiegen.« Das Verrückte: Ricky Saward prahlte nicht etwa mit seiner komplett veganen Küche, sondern kommunizierte es nach außen zunächst einfach nicht. »Schnell hat sich herausgestellt, dass die Gäste es gar nicht wahrnehmen, dass sie vegan essen. Dann war es eine klare Sache für uns, dass wir weiter vegan kochen.« Bekehren oder belehren möchte er Fleischesser nicht: »Ich koche einfach ohne tierische Produkte, um zu zeigen, was alles mit simplen Gemüsesorten machbar ist!«

Immer mehr Spitzenköche stellen auf fleischlose Küche um, darunter auch Drei-Sterne-Köche wie der Schweizer Andreas Caminada. Seit 2021 betreibt er direkt neben seinem hochdekorierten Schloss Schauenstein im Bündnerland auch das 100 Prozent vegetarische Restaurant »Oz«. Ebenfalls aus eigenem Anbau kann man sich dort zum Beispiel Paprika mit Pfirsich und Kapuzinerkresse, gegrillte Erbsen mit Brunnenkresse oder Aubergine mit Safran und schwarzem Knoblauch schmecken lassen. Und auch Spitzenkoch Daniel Humm, der mit seinem Drei-Sterne-Restaurants »Eleven Madison Park« in New York 2017 auf Platz eins der »Worlds 50 Best Restaurants«-Rangliste stand, hat Bewährtes einfach umgekrempelt: Seit 2021 arbeitet er ausschließlich vegan mit saisonalen Kräutern, Wurzeln und Gemüse – und beweist damit: Fine Dining auf allerhöchstem Niveau ist auch pflanzenbasiert möglich.

Diese Beispiele zeigen: Heute ernten bewusste Lebensweisen zunehmend mehr Anerkennung als Spott. Schaut man sich unter den deutschsprachigen Food-Influencern um, sind vor allem vegane Blogs und Accounts an der Spitze. Rund vier Millionen Menschen folgen zum Beispiel dem veganen Rezepte-Kanal @fitgreenmind, und damit ist der Account der erfolgreichste Food-Kanal im deutschsprachigen Raum. Betrieben wird er von der frischgebackenen Abiturientin Maya Leinenbach aus dem Saarland – die unaufgeregt, ungeschminkt und ohne großes Tamtam einfach vegan kocht. Maya wurde 2019 selbst Veganerin, probierte viel aus, veröffentlichte ihre Rezepte in selbst gedrehten Videos und hatte bereits innerhalb eines Jahres die Eine-Million-Follower-Marke geknackt.

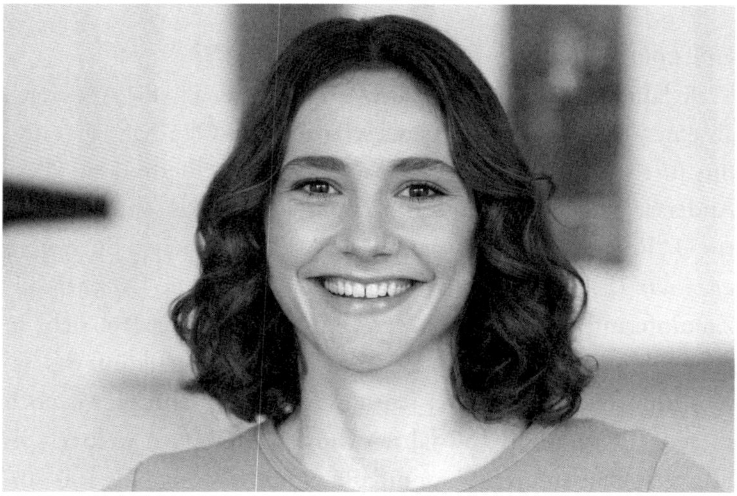

© luennsy

Maya Leinenbach

»An vielen veganen Rezepten hat mich gestört, dass sie kompliziert sind. Ich wohne auf dem Dorf und da habe ich viele Zutaten gar nicht bekommen«, erzählte Maya dem Journalisten Martin Gardt 2021, »meine Rezepte sollen so einfach wie möglich sein. Ich versuche oft traditionelle Gerichte zu veganisieren. Aber ich lasse mich auch von der internationalen Küche inspirieren und probiere viel aus.« Ob vegane schwedische Köttbullar, mexikanische Linsen-Burritos oder veganes Schokoladen-Mousse – Maya probiert von süß bis herzhaft und von Europa über Südamerika bis Asien und Afrika einfach alle Geschmäcker aus, die die kulinarische Welt zu bieten hat. Lecker und einfach vegan zu kochen, und zwar so hübsch, dass es auch für einen Social-Media-Post taugt, erntet echte Anerkennung. Und die hohe Zahl an Followern zeigt: Menschen suchen bewusst nach Inspiration – und auch viele, die nicht komplett auf Fleisch oder tierische Produkte verzichten möchten, wollen zumindest Alternativen kennenlernen.

Fleischlos glücklich: Total normal in Zukunft?

Viele Jahrzehnte galten Vegetarier und Veganer als »die Anderen«, als eine kleine Nische der Gesellschaft, die in Öko-Sandalen und mit Jutebeutel behangen gegen die Norm rebellierte. Dass diese Andersartigkeit einfach nur Ansichtssache ist – das schreibt Autorin Dr. Roanne van Voorst in ihrem 2022 erschienenen Buch *Einst aßen wir Tiere* (Goldmann Verlag, 2022). Denn die Dozentin für Zukunftsanthropologie von der Universität Amsterdam sieht in der Ernährungsweise ohne tierische Produkte die Zukunft des Essens. Ihre Theorie: Vor drei Jahrhunderten verbrannten wir noch Hexen, bis vor rund 150 Jahren wurden Menschen weltweit als Sklaven gehalten und gebrandmarkt, vor etwas mehr als 100 Jahren durften Frauen selbst im Westen nicht an politischen Wahlen teilnehmen und brauchten für teure Einkäufe oder Arbeitsverträge die offizielle Erlaubnis ihres Mannes – das alles war einmal normal und lässt uns heute empört den Kopf schütteln. Die Normen und Werte haben sich so stark geändert, dass Menschen zu verbrennen, zu steinigen, zu nötigen und von politischen und wirtschaftlichen Prozessen auszuschließen, heute klare Tabus sind. Van Voorst ist sicher, »dass es in großen Teilen der Welt [auch] verboten werden wird, Tieren unnötiges Leid zuzufügen«. Und sei der Zeitpunkt erst einmal gekommen »ist es vielleicht unvorstellbar geworden, dass es irgendwann einmal anders gewesen ist.«

Sie selbst entschied mit 16 Jahren, Vegetarierin zu werden, wollte als Tierliebhaberin nicht, dass für ihre Genussbefriedigung Tiere getötet werden.

»Und weil ich – da bin ich ganz ehrlich – ›anders‹ als meine Klassenkameraden sein wollte [...] meine Hinwendung zum Vegetarismus war sowohl eine Möglichkeit, meiner Identität Ausdruck zu verleihen, als auch eine Art selbst erfundene Wohltätigkeitsmaßnahme.«

Käse, Milch und Eier aß sie jahrelang weiter, ohne es genauer zu hinterfragen. Bis sie mit 30 plötzlich bei einem Fairtrade-Bio-Cappuccino in ihrem Lieblingsrestaurant »über einen Artikel über die Milchviehindustrie stolperte, in dem stand, dass alle neugeborenen Bullen in einem Milchviehbetrieb direkt getötet werden, weil sie keinen bestimmten Zweck erfüllen [...] deshalb sind sie ein Abfallprodukt«. Bei Folgerecherchen erkannte sie, dass das Gleiche für frisch geschlüpfte männliche Küken gilt. Heute lebt sie vegan – und möchte anderen Menschen die Augen öffnen. Roanne van Voorst betont, dass sie nicht belehren möchte. Doch einen kleinen Ungläubigkeitsbeigeschmack hat die Tatsache, dass die Autorin selbst Veganerin ist, sicher bei den (noch) nicht vegan lebenden Lesern des Buches.

Schaut man genau hin, muss man leider sagen: Massentierhaltung, sei es für die Fleisch-, Milch- oder Eierproduktion, ist auch in Deutschland, Österreich und der Schweiz oft äußerst brutal. Abgesehen von zertifizierten Bio-Höfen haben die meisten Tiere viel zu wenig Platz, können sich teilweise kaum von der Stelle rühren und liegen in ihren eigenen Exkrementen. Um Infektionen vorzubeugen, bekommen viele Tiere routinemäßig Antibiotika verabreicht, was durch drohende Antibiotikaresistenzen auch die menschliche Gesundheit gefährdet. »Die meisten Tiere werden gewaltsam den Haltungsformen angepasst: Hörner, Ringelschwänze, Schnäbel und z. T. auch Zähne werden ohne Betäubung gekürzt/abgetrennt«, schreibt die Tierschutz- und Tierrechtsorganisation Albert Schweitzer Stiftung. Videos von Hallen oder sogar

Hochhäusern voller Schweinen, in denen halb tote Ferkel wie nasse Putzlappen an einer Wand totgeschlagen werden, kursieren im Internet und schockieren. Ebenso wie solche Zahlen: 45 Millionen männliche Hühnerküken wurden alleine in Deutschland jedes Jahr direkt nach dem Schlüpfen vergast oder geschreddert. Immerhin: Seit 2022 ist das Schreddern und Vergasen männlicher Küken in Deutschland verboten. Die Dokureihe ZDF-*WISO* hat nach Recherchen aber herausgefunden, dass die Küken dann eben nach Ost- oder Südeuropa transportiert werden – und dort sterben, oder im Eilverfahren gemästet werden. Auch Österreich hat das Töten lebendiger Küken 2023 verboten – wenn sie nicht zu Futterzwecken dienen. Nun werden männliche Küken zunehmend an Zootiere verfüttert. In der Schweiz setzt man schon seit einigen Jahren auf das Töten mit CO_2. Ab 2026 sollen zumindest in Bio-Betrieben aber auch männliche Küken ausgebrütet, zunächst am Leben gelassen und gemästet werden.

Solche Gesetzesänderungen zeigen, dass zumindest langsam ein neues Bewusstsein entsteht. »Immer mehr Wissenschaftler und Zukunftsforscher prophezeien, dass der Verzehr von Fleisch und Milchprodukten in nicht allzu ferner Zukunft ein Tabu sein wird«, schreibt Roanne van Voorst in ihrem Buch. Wenn man genau hinsieht, ist sie mit dieser Aussage ganz und gar nicht alleine – und diese Prophezeiung ist so recht auch nichts Neues: Pythagoras (um 570 v. Chr.), Leonardo da Vinci (1452–1519) und Albert Einstein (1879–1955), sie alle schworen auf vegetarische Ernährung. Und auch der russische Schriftsteller Lew Tolstoi schrieb 1893 in seinem Artikel *Die erste Stufe*:

> »Fleischessen ist ein Überbleibsel der größten Rohheit; der Übergang zum Vegetarismus ist die erste und natürlichste Folge der Aufklärung. […] Wenn der Mensch ernstlich und aufrichtig den moralischen Weg sucht, so ist das erste, wovon

er sich abwenden muss, die Fleischnahrung. […] Vegetarismus gilt als Kriterium, an welchem wir erkennen können, ob das Streben des Menschen nach moralischer Vollkommenheit echt und ernstgemeint ist.«

Und auch der deutsche Philosoph Friedrich Nietzsche (1844–1900) lebte zeitweise vegetarisch und mahnte: »Die Vernunft beginnt bereits in der Küche!« Physiker und Nobelpreisträger Albert Einstein wird zudem ein Zitat unterstellt, das schon vor rund 100 Jahren eine noch größere Tragweite des menschlichen Hungers nach Fleisch kritisiert haben soll: »Nichts wird die menschliche Gesundheit und das Überleben auf der Erde so begünstigen wie der Schritt zur vegetarischen Ernährung.« Ob dieses Zitat nun wirklich von Einstein stammt oder nicht: Klimaforscher geben diesem Satz heute Recht. Rund 20 Prozent der CO_2-Emissionen werden bereits heute durch Massentierhaltung, Tierfutter- und Fleischproduktion verursacht. »Wächst die Branche so weiter, werde der gesamte Viehbestand bis 2050 etwa 80 Prozent des Treibhausgasbudgets der Erde verbrauchen«, zitiert *Spiegel*-Redakteur Marc Röhling eine Studie des Institute for Agriculture and Trade Policy (IATP). Zudem nehmen natürliche Lebensräume wie Regenwälder und Wildwiesen durch ein Wachstum der Nutztierhaltung immer mehr ab. 2021 beanspruchte die Tierhaltung weltweit rund 78 Prozent der landwirtschaftlich genutzten Flächen – darunter leidet die Artenvielfalt.

Und viele von uns essen weiter Fleisch – und zwar in rauen Mengen: Glaubt man der TerraX-Doku »Die Geschichte des Essens« verzehrt jeder Deutsche im Laufe seines Lebens das Fleisch von 1094 Tieren – das sind vier Rinder, vier Schafe, 46 Schweine, 12 Gänse, 37 Enten, 46 Puten und 945 Hühner. Immerhin steigen in westlichen Ländern Angebot und Nachfrage von Fleischersatzprodukten. Der erste Schweizer Fleischersatz-Report 2021 des Bundesamtes für Landwirtschaft fand heraus, dass sich in fünf Jahren die Zahl der eingeführten Produkte in Einzelhandel in den Kategorien »Meat Analog« (Fleischersatz) und »Vegi Convenience« mehr als verdoppelt haben. Während der Umsatz von Fleischersatzprodukten 2016 in der Schweiz noch rund 60 Millionen Franken betrug, wurden 2020 bereits 117 Millionen Franken in diesem Markt erwirtschaftet. Seit 2023 ist der Umsatz wieder rückläufig und lag 2024 im Einzelhandel bei 78 Millionen Franken. Auch in Deutschland ist der Fleischkonsum deutlich gesunken: 97 900 Tonnen Fleischersatzprodukte wurden 2021 in der Bundesrepublik produziert, 2019 waren es noch 60 400 Tonnen – das entspricht einer Steigerung von 68 Prozent. Gleichzeitig sank der Pro-Kopf-Verzehr von Fleisch: Er lag 2023 bei 51,6 Kilogramm pro Person. Das war der bisher niedrigste Wert seit Aufzeichnungsbeginn im Jahr 1989. Vielleicht hat ja der große Schriftsteller und Politiker Victor Hugo recht mit seiner Aussage: »Nichts auf der Welt ist so mächtig wie eine Idee, deren Zeit gekommen ist«?

Doch schaut man genauer hin, wird klar: Global betrachtet hat der Fleischkonsum durch Bevölkerungswachstum und steigenden Lebensstandard in Entwicklungs- und Schwellenländern sogar deutlich zugenommen: »Weltweit wurden 2022 rund 361 Millionen Tonnen Fleisch erzeugt. Das war ein Anstieg um 48 % gegenüber dem Jahr 2002«, schreibt das Statistische Bundesamt auf Destatis. Albert Einstein würde auf dieses Essverhalten vielleicht mit einem Satz begegnen, der ihm seit Jahrzehnten fälschlicherweise in den Mund gelegt wird und der eigentlich von der Feministin und Autorin Rita Mae Brown stammt: »Die reinste Form des Wahnsinns ist es, alles beim Alten zu lassen und gleichzeitig zu hoffen, dass sich etwas ändert.«

9. These: ESSEN IST ... ERLEBNIS

Genusserlebnis: Ohne das ist alles doof

»Seit Erfindung der Kochkunst essen die Menschen doppelt so viel, wie die Natur verlangt«, soll der Naturwissenschaftler und Gründervater der Vereinigten Staaten Benjamin Franklin einst gesagt haben. Und wer kann das abstreiten? Ein gut zubereitetes Essen ist etwas sehr Befriedigendes.

Der Duft von frisch gebackenen Krapfen, das Knuspern von Chips, der Anblick einer herrlich schokoladig verzierten Torte – das alles lässt uns das Wasser im Mund zusammenlaufen und beschert uns Genuss. Ob selbst gekocht, zu Gast bei geliebten Menschen oder in einem guten Restaurant – spätestens seit den strikten Lockdowns und Ausgangssperren der Coronapandemie weiß auch der letzte kulinarische Banause: Ein Restaurantbesuch oder ein gemeinsames Essen mit Freunden ist etwas Besonderes, ein Erlebnis, das fehlt, wenn wir es nicht mehr haben können. Eine Umfrage von Statista und YouGov hat 2021 sogar ergeben, dass Restaurantbesuche das waren, was die Deutschen während der Pandemie am meisten vermisst haben: 57 Prozent sehnten sich danach – und das nicht nur, weil man mal nicht selbst kochen und abwaschen muss, sondern weil man dabei oft geliebte Menschen trifft oder Menü, Ambiente und Gastlichkeit mit allen Sinnen erleben kann.

Der Duden definiert Erlebnis als ein »von jemandem als in einer bestimmten Weise beeindruckend erlebtes Geschehen«. Auf die Wahrnehmung kommt es an, selbst wenn wir bereits unzählig viele Erlebnisse gesammelt haben. Ich erinnere mich lebendig an mein erstes Sushi-Röllchen – was auf dem Land im Südwesten Deutschlands ein bisschen später ankam als anderswo. Das war ein pures Erlebnis. Zum ersten Mal Ceviche in Südamerika essen, zum ersten Mal frittierten Frosch in Thailand probieren (Anmerkung: Schmeckt wie Chicken Wings), zum ersten Mal frisch vom Wegesrand gepflückte süße Taubnesselblüten kosten, zum ersten Mal bei einem Silvestermenü in Hamburg Hummerscheren knacken und den Nachbartisch dabei in hohem Bogen ankleckern – das alles waren unvergessliche Erlebnisse. Auch als Journalistin dabei sein zu dürfen, wenn Spargel mit einem hörbaren »Ratsch!« aus wuchtigen Erddämmen im Markgräflerland gestochen wird, junge Start-up-Gründer in Zürich Microgreens von der hochmodernen Aquaponik-Anlage ernten oder eine vegane Bäckerin in Pforzheim Aprikosen-Käsekuchen ganz ohne Butter, Milch und Eier zubereitet – das alles ist beeindruckend und unvergesslich. Oder als Touristin mit großen Augen und irritierter Nase durch einen Food-Straßenmarkt in Kambodscha zu schlendern, mit Kardamom verfeinerten Kaffee in einem gigantischen Supermarkt in Jordaniens Hauptstadt Amman zu kosten, das erste Mal in Thailand hautnah zu sehen, wie Ananas auf Aloe-Vera-ähnlichen Stauden wächst, und in Jerusalems Altstadt an rund einem Meter hohen, duftenden Haufen frischer Minze vorbeizulaufen, die eine arabische Dame in der Mittagssonne zum Verkauf anbietet. Die Momente, in denen wir in unserem Leben kulinarische Erlebnisse sammeln können, sind schier grenzenlos. Und das Tollste: Auf der Welt gibt es noch so viel zu entdecken, dass die Erlebnisse wohl nie aufhören werden! Eigentlich braucht es nicht viel, nur ein leckeres Essen oder Grundprodukt, dass wir bereit sind, mit all unseren Sinnen wahrzunehmen und zu erleben. Haben Sie schon mal ganz bewusst an frischen Erdbeeren auf dem regionalen Wochenmarkt geschnuppert? Oder einfach beim Sonntagsspaziergang im Frühling in eine wilde Bärlauchblüte gebissen? An jeder Straßenecke, auf jedem Spaziergang durch die Natur und auf jeder Reise in fremde Länder sind wir umgeben von Geschmäckern, Gerüchen und Konsistenzen, die es zu entdecken und zu erleben gilt.

Spektakel beim Dinner: Erlebnisgastronomie

Schon das Geschmacks- und Geruchserlebnis an sich reicht völlig aus, um einen Abend zu einem erlebnisreichen Abend zu machen. Aber manche Gastgeber lassen sich spektakuläre Begleitunterhaltung einfallen: »Erlebnisgastronomie« nennt sich das, was Erlebnis-Anbieter wie Jochen Schweizer oder MyDays mittlerweile neben Bungee-Jumping und Fallschirmsprüngen auf ihren Plattformen bündeln. Und die Angebotspalette ist so vielseitig und bunt, dass etwa Dumont sogar den Reiseführer *Zu Tisch!* (2019) herausgebracht hat, der 100 außergewöhnliche Restaurants weltweit vorstellt – darunter ehemalige Kirchen, umgebaute Toilettenhäuschen oder Kabinen-Dinner in der Seilbahn. In Deutschland kann man zum Beispiel im »GlückundSeeligkeit« in Bielefeld oder im Restaurant »Die Kirche« in Magdeburg in einem ehemaligen Gotteshaus speisen. Achteckige schmiedeeiserne Toilettenhäuschen aus dem 19. Jahrhundert dienen dank Platz- und Geldknappheit in Berlin mittlerweile als Imbiss oder Restaurant, zum Beispiel das »Burgermeister« am Schlesischen Tor (Kreuzberg). Hier gibt es heute Burger und Pommes statt Pissoires. In München erwartet Amerika-Fans beim Dinner-Hopping mit einem kultig-gelben, ausrangierten US-Schulbus ein 3-Gänge-Menü. Essen in der Pfingstegg-Seilbahn kann man im schweizerischen Grindelwald. In Österreichs Hauptstadt Wien genießen Riesenradfans in speziellen »Gourmet-Waggons« Frühstück, Mittag- oder Abendessen oder schnuppern beim »Safari Dinner« mit Blick auf die Elefantenherde des Tierparks Schönbrunn Urlaubsluft- und Stallgeruch gleichermaßen.

Weltweit sind den Superlativen der Erlebnisgastronomie keine Grenzen gesetzt: Regelmäßig in Listen à la »Die außergewöhnlichsten Restaurants der Welt« schaffen es die höchstgelegenen auf schneebedeckten Berggipfeln oder in Wolkenkratzern und Funktürmen der Metropolen; die tiefstgelegenen wie etwa »The Lowest

Bar In The World« am Kalia Beach am Toten Meer (420 Meter unter dem Meeresspiegel) oder das Glastunnel-Unterwasserrestaurant »Itaah« auf den Malediven (fünf Meter unter der Wasseroberfläche); sehen lassen kann sich auch das »The Rock Restaurant« im türkisblauen Meer an der Südwestküste vor Sansibar. Auf einem winzigen Felsen steht eine kleine Fischerhütte, die man nur bei Ebbe zu Fuß erreicht. Und wer es etwas skurril mag, wird garantiert in den Ländern des nahen und fernen Ostens fündig: In der lettischen Hauptstadt Riga servieren als Krankenschwestern gekleidete Kellnerinnen im »Restaurant Hospitalis« Fleischeintöpfe und Fingerfood, das an ein Halloween-Grusel-Buffet erinnert. Ob Tische, Stühle oder Lampen – alles Einrichtungsgegenstände wie in einem OP-Saal. Fleisch zerlegt man mit dem Skalpell, Saucen werden in Spritzen serviert. In Dubai, einer der heißesten Städte der Welt (mit Jahresdurchschnittstemperaturen von 27 bis 45 Grad), kann man in der »Chillout Ice Lounge« in dicke Winterjacken eingekuschelt bei minus sechs Grad Celsius heiße Schokolade schlürfen und dabei hinterfragen, ob man eine solche Umweltsünde dem Instagram-Post wegen überhaupt besuchen sollte. Und in Japan gibt es fast alles – vom Roboter-Restaurant über das gruselig-blutige »Vampire Café«, Kuscheltier-, Ninja-, Alice-im-Wunderland- oder Toiletten-Restaurants, in welchen man auf Toiletten sitzt und aus Mini-Kloschüsseln Speisen in Häufchen-Form kredenzt bekommt.

Das Lifestyle- und Gesundheitsportal Paradisi.de unterscheidet zwischen aktiven und passiven Erlebnisrestaurants. In den aktiven muss man als Gast neben dem mehrgängigen Menü mitmachen – zum Beispiel beim Krimi-Dinner den Mörder erraten oder beim Märchen-Dinner Rätsel lösen, um die holde Prinzessin vor der bösen Hexe oder Stiefmutter zu retten. Auch Kochkurse, Weinproben, Whiskey- oder Gin-Degustationen sowie Angelausflüge oder Wildkräuterwanderungen mit anschließender Verköstigung kann man als Formen der aktiven Erlebnisgastronomie bezeichnen. Ebenso wie eine Fackelwanderung mit Schwertkampfvorführung und einem anschließenden authentisch-mittelalterlichen Rittermahl. Die meisten Erlebnis-Gastro-Angebote sind aber passiv: spektakulär ihrer Lage oder ihrer Inneneinrichtung wegen. Oder die Gäste lassen sich ihr Mahl schmecken und werden währenddessen mit Akrobatik-, Live-Musik oder Humoristischem unterhalten.

Ein besonderes Erlebnis, das es mittlerweile bereits über 30 Mal in Deutschland und je rund 3 Mal in Österreich und der Schweiz gibt, sind Dunkelrestaurants. Bei unserem Besuch beim »Dinner in the Dark« in Berlin durften wir uns im hellen Vorraum zwischen verschiedenen Gerichten auf der Speisekarte entscheiden. Dann führte uns ein blinder Kellner – uns gegenseitig an den Schultern haltend – zum Tisch im stockfinsteren Raum. Da sitzt man dann im Dunkeln, tastet erst mal vorsichtig den Tisch, Stühle und die Umrisse der Freundin gegenüber ab, bis man die Umgebung kennt. So richtig herausfordernd wird es aber erst, sobald der erste Gang serviert wird: Wo war noch mal das Besteck? Und treffe ich das Essen mit Gabel und Messer überhaupt? Recht schnell geht man dazu über, das Gemüse mit der Hand auf die Gabel zu schieben und das Rindersteak beherzt festzuhalten, damit man auch weiß, wann man es schneidet. »Achtsames Essen« würde man das heute wahrscheinlich nennen. In einem Online-Kurs der Krankenversicherung AOK Hochrhein-Bodensee mit dem Titel »Folge Deinem Bauchgefühl« 2022 ging es genau darum. Und Ernährungsberaterin Sandra-Kristin Bekers erklärte: »Essen ist ein Zusammenspiel aller Sinne, nur haben wir das im stressigen Alltag oft verlernt.« Wir sollten unser Essen bewusst in Konsistenz und Temperatur spüren, hören, ob es knuspert, jeden Bissen riechen, schmecken und natürlich betrachten – und uns Zeit dafür nehmen. Im Dunkelrestaurant fällt das Sehen weg, dafür nimmt man alles andere viel intensiver wahr. Hochelegante Anrichteweisen und trendige Bilder an der Wand rücken in den Hintergrund – dafür zählt nur eines: Der Geschmack!

Das komplette Gegenteil zum Nichtssehen ist, alles zu sehen: Nacktrestaurants, in denen es sich textilfrei speisen lässt, ploppen in den trendigen Metropolen der Welt immer mal wieder auf. Das »The Bunyadi« in London soll 2016 das erste FKK-Restaurant weltweit gewesen sein. Schnell sprangen auch andere Weltstädte auf den Trend auf – auch wenn der Hype recht kurzlebig war: Auch das »O'Naturel« in Paris musste 2019 nach rund einem Jahr aus mangelndem Besucheransturm wieder schließen. Es ist eben nicht jedermanns Sache, sich Brust und Schoß ohne Lätzchen vollzukrümeln.

Sanfte Elemente der Erlebnisgastronomie bieten viele Gastgeber zum Beispiel durch Live-Cooking-Vorführungen am Tisch – das kann vom Flambieren eines Crêpes Suzette bis zum Zerlegen eines Spanferkels oder Filetieren eines in Salzkruste gebackenen Fisches reichen. »Der Hexer« Stefan Wiesner zersägte bei unserem Restaurantbesuch ein Kuhbein am Tisch und schabte vor unseren Augen das Mark aus den Knochen, bevor er es uns servierte. Das wirkte etwas brachial. Aber seinen Gästen den Ursprung der Menü-Zutaten so eindrücklich zu verdeutlichen gehört zum Konzept der Naturküche Wiesners.

Und natürlich kann auch die Lieferung des Essens an den Tisch spektakulär inszeniert werden: Im Europapark in Rust gibt es das Achterbahn-Restaurant »FoodLoop«, auf dem Riesenradplatz in Wien das »Rollercoasterrestaurant«. In beiden Lokalen sausen die Gerichte in zugebundenen Töpfen in rasanten Abfahrten über Achterbahnschienen auf den Tisch. Und mit steigendem Personalmangel in der Gastrobranche setzen auch in Deutschland, Österreich und der Schweiz immer mehr Restaurants auf Service-Roboter. Die meisten Modelle sehen niedlich aus, haben ein Display mit Kulleraugen und kommunizieren beim Servieren und Abräumen mit den Gästen. Außerdem sorgen sie für Schlagzeilen und neugierige neue Restaurantbesucher. Eigentlich aus praktischen Gründen angeschafft, locken also auch Roboter-Kellner mit putzigen Namen wie »Bella« neue Gäste an und machen den Restaurantbesuch zu einem besonderen Erlebnis.

Kochfernsehen: Miterleben und Inspiration tanken

Kochfernsehen ist fast so alt wie das deutsche Fernsehen selbst: Schon zwei Monate nach dem Start des Fernsehprogramms, ab dem 20. Februar 1953, flimmerte Deutschlands erster Fernsehkoch über den noch schwarz-weißen Bildschirm. Heute sind es rund 90 Kochsendungen – alleine im deutschen Fernsehen. Und nicht nur bekannte TV-Köche wie Steffen Henssler, Johann Lafer oder Tim Mälzer stehen dabei am Herd. Etwa seit dem Jahr 2007 kämpfen auch Hobbyköche allen Alters bei Formaten wie »Das perfekte Dinner« (VOX), »The Taste« (Sat.1) oder »Die Küchenschlacht« (ZDF) um Preisgelder, Ruhm und Ehre. Wer durch die Programme zappt, findet eigentlich immer ein Kochformat, das gerade läuft. Und laut einem turi2-Interview mit dem TV-Produzenten Markus Heidemanns (unter anderem: »Die Küchenschlacht«, ZDF, »Tellertausch«, SWR/NDR und »Topfgeldjäger«, ZDFneo) hat das deutschsprachige Publikum noch lange nicht genug vom Kochfernsehen:

> »Ich habe das Gefühl, da ist noch mehr drin. 83 Millionen Bürger im Land wollen ans Kochen herangeführt werden. Eine Kochsendung ist auch so ein bisschen wie eine Ersatzfamilie für die vielen Single-Haushalte. Da wird nett gesprochen, man lernt neue Menschen und neue Gerichte kennen. Und Kochsendungen erfüllen den Bildungsauftrag der Öffentlich-Rechtlichen, denn du kannst darin auch Aspekte wie bewusstes Leben, gesundes Essen und Nachhaltigkeit ansprechen.«

Na ja, ob bei »Kitchen Impossible« (VOX) oder »The Taste« (Sat.1) immer so nett gesprochen wird – darüber lässt sich streiten. Aber zugegeben: Auch ich selbst bin der absolute Kochformat-Junkie, und zwar sowohl im Fernsehen als auch auf Netflix, Amazon Prime, YouTube oder Instagram. Warum? Weil es mich in andere Welten entführt, mir Einblicke in andere Kulturen, ferne Länder und exotische Zutaten, Zubereitungsweisen, Sitten und Bräuche bietet. Da kann ich aus der Ferne mitreisen – und auch noch etwas lernen. Wenn mal wieder Mandarin bei uns durch das Haus schallt, ernte ich von meinem Mann belustigte Blicke. Aber die chinesische Netflix-Doku »Die Wurzeln des Geschmacks« (2019) ist trotz fehlender Übersetzung einfach spannend und dank Untertitel verständlich: Hier kann man lernen, wie Schafeingeweide oder Lilienwurzeln schmackhaft zubereitet werden, dass Weizengluten in manchen Regionen Hauptnahrungsmittel ist – und dass Chinas kulinarische Vielfalt überhaupt viel mehr zu bieten hat als nur Pekingente und gebratenen Reis. Ähnlich spannend und exotisch ist der koreanische Kochwettkampf »Culiary Class Wars« (Netflix, 2024). Vertrocknetes Radieschengrün, Grünalgen, Schweinefüße, Rochen oder Perillaöl landen hier im Kochtopf und lassen Zuschauer weit hinter den Tellerrand blicken. Genauso lehrreich und fesselnd sind meine deutschen TV-Lieblinge »The Taste« (Sat.1) und »Kitchen Impossible« (VOX). Bei Ersterem müssen Profi- und Hobbykandidaten komplette Gerichte auf einem einzigen Löffel anrichten und dabei mit Geschmack, Konsistenz, Technik und einer spektakulären Optik überzeugen. Nicht selten bringen Gastjuroren außergewöhnliche Geheimzutaten aus aller Welt mit, wie Kaktusblätter, Ameisen, Seeigel oder noch nie gesehene asiatische Früchte. Bei Letzterem kochen Tim Mälzer und seine Gegner je in zwei unterschiedlichen Ländern in der Originalküche Gerichte nach, die sie nur probiert haben. Hier kann man vom heimischen Sofa aus mit

Mälzer durch die quirlige Metropole Hongkong stapfen und lernen, wie man Kuriositäten wie Fischblase und Seegurke zubereitet, mit Zwei-Sterne-Koch Tim Raue mitfiebern, wenn er Schottlands Nationalgericht Haggis oder auf dem lauten Marktplatz im Herzen Marrakeschs einen traditionellen Eintopf in einer Tajine nachkochen muss. Unter Flüchen und Schweiß stoßen selbst die gestandensten Spitzenköche in diesem TV-Format an ihre Grenzen – und der Zuschauer ist nicht nur (leicht schadenfroh) erheitert und vom Wettkampfformat unterhalten, sondern auch tief berührt, weil die menschlichen Begegnungen mit den Originalköchen, sei es im Wohnzimmer einer italienischen Nonna, in einer wuseligen Street-Food-Halle in Südamerika oder in einer riesigen Sternegastro-Küche, so authentisch, echt und herzerwärmend sind!

Auch wenn man bei den meisten Kochsendungen lernen und Inspiration tanken kann, dienen Kochsendungen »nicht mehr in erster Linie der Vermittlung von küchentechnischem Wissen, gastronomischen Einsichten und der Anregung zum Mitkochen«, schreibt Medienwissenschaftlerin Dorrit Voigt und zitiert in ihrem Aufsatz »Kochsendungen im deutschen Fernsehen« sogar den Satz »Die Leute sitzen vor dem Fernseher, schauen anderen beim Kochen zu und essen dabei Tiefkühlpizza.« Dass Kochsendungen heute »primär der Unterhaltung« dienen, »wird auch durch die Platzierung im Fernsehprogramm deutlich. Nur die wenigsten Kochsendungen werden noch wie früher am Vormittag oder frühen Nachmittag gesendet, der Großteil wird hingegen im Vorabend- und Abendprogramm ausgestrahlt«, schreibt Voigt. Die Bundeszentrale für politische Bildung bezeichnet Kochsendungen in einem Paper über die »Fernsehgeschichte Deutschlands in West und Ost« als »Hilfreiche Unterhaltung« mit gesellschaftspolitischer Bedeutung: »Sie können die Bevölkerung mit internationalen Gerichten bekannt machen und im wörtlichen Sinn den ›Blick über den Tellerrand‹ in andere Kulturkreise erweitern«, heißt es, zudem könne mithilfe von Kochsendungen ein Bewusstsein für gesunde Ernährung, Traditionspflege und die Herkunft von Lebensmitteln geschaffen werden. Dass in Kochformaten oft gemeinsam etwas zubereitet wird, dabei gesprochen wird und auch mal etwas schiefgehen kann, deuten Wissenschaftler der Zeppelin Universität Friedrichshafen als »Rückbezug zur sozialen Komponente des Kochens«. Starkoch Alexander Herrmann weiß als einer der bekanntesten TV-Köche Deutschlands sicher um den Unterhaltungsfaktor des Kochens, sagte mir im Interview für dieses Buch aber auch: »Essen ist einfach ehrlich.« Vielleicht ist genau das der Grund, warum uns auch total unprofessionelle Kücheninhalte, jenseits des Fernsehens, fesseln und Spaß machen. Nicht ganz so professionell, aber trotzdem liebenswert ist zum Beispiel der YouTube-Kanal @AhmetKocht. Mit entzückendem schwäbischen Dialekteinschlag erklärt der türkischstämmige Mann im Großvateralter, wie er zum Beispiel Baklava, Pide oder Lahmacun kocht – total unaufgeregt und einfach nur echt. Auf seinem YouTube-Kanal folgen ihm mehr als 315 000 Menschen. Oder auch Monika Fuchs (@MonikaFuchskocht), die Deutschlands älteste YouTube-Köchin ist und auch mit Mitte 80 noch YouTube-Videos und Instagram-Posts rund um Leckereien wie Fischfrikadelle, Schwarzkohl-Risotto oder selbst gemachtes Wildbrombeer-Gelee kreiert. Ebenso lehrreich und absolut entzückend ist auch der YouTube-Kanal »Pasta Grannies« (@pastagrannies). Seit 2015 postet die britische Kochbuchautorin Vicky Bennison jeden Freitagnachmittag eine echte italienische Oma, die mit Nudelholz, Handarbeit und ganz viel Amore Nudeln, Tartes oder Pizza macht – das italienische »Pasta« heißt nämlich übersetzt »Teigwaren«. Über eine Million Menschen folgen diesem Kanal.

10. These: ESSEN IST … LEID

Das Schuldgefühl, gesündigt zu haben

Von dem mittelalterlichen Dichter und Schriftsteller Giovanni Boccaccio soll folgendes Zitat stammen: »Es ist besser, zu genießen und zu bereuen, als zu bereuen, dass man nicht genossen hat.« Dass aber gerade der Genuss von Essen für sehr viele Menschen von Schuldgefühlen, Scham und Reue begleitet wird, habe ich als Journalistin immer wieder erlebt. Über die Jahre habe ich viele Frauen interviewt, die sich nicht wohl in ihrem Körper gefühlt haben. Das ist sicher kein Frauenproblem. Aber da ich viel für die Zeitschrift *BILD der FRAU* schreibe, sind mir in meinem journalistischen Berufsleben mehr Frauen begegnet, die mir ganz offen berichtet haben, warum Essen auch ein absolutes Horrorthema sein kann, das die Gedanken Tag für Tag bestimmt – und das unabhängig davon, ob man nun 5 oder 150 Kilo zu viel auf den Rippen hat.

Das Problem: Durch Crash-Diäten, die allesamt auf strengen Regeln und Verboten basieren und gewisse Lebensmittel als gut oder böse einordnen, wird das natürlichste und instinktivste Bauchthema zur Kopfsache. Verzicht steht dabei im Fokus, ob auf Kohlenhydrate, auf Zucker oder auf Essen nach 18 Uhr. Und wer die selbst auferlegten Regeln mal bricht, fühlt sich schlecht, ist voller Schamgefühl und Reue, gesündigt zu haben. Statt dann am nächsten Tag einfach wieder bewusst gesund zu essen, denken viele: »Jetzt habe ich ja eh schon Schokolade gegessen, dann kann ich auch gleich die ganze Tafel essen!« Die Folge: Ein noch schlechteres Gewissen, noch mehr Schamgefühle und das Gefühl (mal wieder) versagt zu haben. Kurz: Essen bedeutet in einer Gesellschaft, in der Diäten zur Kultur gehören und fast täglich neue Essensvorschriften die Runde machen, für viele Menschen Leid.

Dreifachmama Jessica (damals 33) erzählte mir zum Beispiel in einem Interview für *BILD der FRAU* 2021, dass sie mit Abnehm-Shakes, Pillen, Kohlenhydratverboten und ketogener Ernährung über die Jahre immer wieder zehn Kilo abgenommen hat. »Aber der Jo-Jo-Effekt war vorprogrammiert.« Beim Ausgehen mit Freunden aß sie brav Salat, weil Diät-Ratgeber das eben so vorgeben und sie in der Öffentlichkeit keine schiefen Blicke ernten wollte. »Doch alleine zu Hause habe ich heimlich Chips und Süßes geschlemmt.« Erst als sie begann, sich kleinere, machbarere Ziele zu setzen und tatsächlich Spaß an einer neuen Lebenseinstellung zu entwickeln, nahm sie nachhaltig 20 Kilo ab.

Marion Selzer (damals 38) berichtete mir 2019 für *BILD der FRAU* sogar von einer regelrechten Zuckersucht, während der sich alle Gedanken des Tages um die Schoko-Auszeit am Abend auf dem Sofa drehten. An manchen Abenden aß sie zwei ganze Tafeln Schokolade und eine Packung Kekse: »Ich habe mich so geschämt, dass ich die Verpackungen unter anderem Abfall im Mülleimer versteckt habe«, so Marion. Auf die Heißhungerattacken folgten ein schlechtes Gewissen, Selbsthass und neue Radikalverbote – und der Teufelskreis ging von vorne los. Bis sie erkannte: »Die strengen Verbote haben alles nur schlimmer gemacht, ich muss meinen eigenen Weg finden.« Nach und nach verabschiedet sie sich vom Streben nach Perfektion, verschenkt sogar ihre Waage, weil sie zu sehr zu ihrem »Stimmungsbarometer« geworden war. Heute fühlt sie sich nicht nur wieder wohl in ihrem Körper, sondern kann auch wieder kontrolliert naschen, sagt: »Das Leben macht so viel mehr Spaß!« In ihrem Buch *Raus aus der Zuckerfalle* (Inspiriert Sein Verlag, 2016) gibt sie Tipps, wie man den Ausstieg aus der Zuckersucht finden kann.

Auch Trixi (damals 52), mit der ich 2021 für den *Südkurier* gesprochen habe, kämpft ihr Leben lang mit dem Essen: Seit sie denken kann, war sie pummelig. Zu Hause gab es nur gesundes Essen, Süßes war ebenso verboten wie Fettiges, also gab sie schon als Schülerin ihr Taschengeld heimlich für ungesunde Leckereien aus: »Das war oft mein zweites, zusätzliches Frühstück«, gestand sie. Schon als Teenager unternimmt sie einen Diätversuch nach dem anderen, nimmt teilweise bis zu 18 Kilo ab – »aber Heißhungerattacken nach den strengen Disziplinphasen haben meistens zu Jo-Jo-Effekten geführt«. Erst als sie begann, sich mit den Ursachen für ihr Essverhalten auseinanderzusetzen, machte es das erste Mal richtig Klick. Trixi erkennt mithilfe eines Ernährungs- und Gefühlstagebuchs: »Ich bin eine Frustesserin – besonders wenn ich traurig oder vom Alltagsstress ausgelaugt bin, tröste ich mich abends auf dem Sofa mit Essen.« Und durch die vielen gescheiterten Crash-Diät-Versuche hat sie Glaubenssätze in sich aufgebaut, die sie jahrelang blockiert haben, wie: »Ich rutsche eh wieder in alte Muster« und »Ich kann einfach nicht abnehmen«. Sie sagt: »Essen bleibt mein Leidensthema, so lange ich lebe, das weiß ich und das ist frustrierend.«

Viele meiner mehr als ein Dutzend Interviewpartnerinnen haben es irgendwann geschafft, ihr Wunschgewicht zu erreichen. Der Schlüssel zum Erfolg, der allen Geschichten zugrunde liegt: Die Erkenntnis, dass hinter dem ständigen Hunger emotionale Gründe liegen – und dass strenge Verbote, die nicht mit dem Alltagsleben vereinbar sind, nur noch mehr Stress erzeugen und dadurch zwangsläufig zu Jo-Jo-Effekten führen. Und das Schönste, was mir viele Interviewpartnerinnen berichtet haben: Leckereien sind heute nicht mehr verboten. So kann Marion zum Beispiel in der Adventszeit wieder Spritzgebäck und Marzipankartoffeln genießen, »und zwar endlich wieder ohne schlechtes Gewissen«. Doch wenn die Wunden tief sitzen, kann Essen auch ein Leben lang ein leidiges Thema bleiben, das mit Schuld- und Schamgefühlen verbunden bleibt.

Die Trostgummibärchen-Erkenntnis

Stress, Trauer, Einsamkeit, Selbstzweifel – das sind Gefühle, die einem gestörten Essverhalten oft zugrunde liegen. Und wir werden schon von Kindheit an daran gewöhnt, dass Essen einen heilenden Effekt hat: Als Säuglinge werden wir schreiend an Mamas Brust gepresst, ein aufgeschlagenes Knie und Oma tröstet uns mit Gummibärchen und die beste Freundin bringt beim ersten Liebeskummer einen riesigen Becher Eiscreme vorbei. Die Psychologin Dr. Julia Reichenberger forscht an der Paris London Universität in Salzburg zum Thema emotionales Essen. In einem Interview mit dem *mhplusdu*-Magazin erklärt sie: »Der Konsum von bestimmten Nahrungsmitteln aktiviert das Belohnungszentrum des Gehirns, und Dopamin wird ausgeschüttet.« Diese Verknüpfung von Essen und einer positiven Stimmung werde von unserem Gehirn abgespeichert und durch Wiederholung »wird es immer wahrscheinlicher, dass wir auch beim nächsten Mal, wenn wir traurig sind, zu Essen greifen«. Dass wir uns in Stresssituationen nicht mit Salat, Knäckebrot und Gemüsesticks trösten, sondern zu Schokotorte und Knabberkram greifen, hat übrigens eine biologische Ursache: »Wir greifen [...] zu schnell verfügbarer Energie«, sagt Dr. Reichenberger, »während dies bei den Neandertalern ein wichtiger Prozess war, um das Überleben zu sichern, ist dies heutzutage nicht mehr zeitgemäß« – schließlich müssen wir vor keinem wilden Wolf fliehen und in der Regel auch keinen hungrigen Braunbären abwehren. Die Erkenntnis, dass wir Essen oft als Ventil für negative Emotionen nutzen, ist also der wichtigste Schritt für ein gesundes Essverhalten.

»Abnehmen beginnt im Kopf« heißt auch die Kernbotschaft der Konstanzer Heilpraktikerin für Psychotherapie Julia Sahm. Sie begleitet Menschen wie Trixi beim Abnehmen und versucht gemeinsam mit ihren Klientinnen aufzudecken, welche Bedürfnisse sich hinter dem Griff zu Sahnepudding und Chipstüte verbergen. »Dafür setze ich auf Ernährungs- und Gefühlstagebücher, das entlarvt zunächst, ob wir tatsächlich aus Hunger oder nur um Langeweile, Einsamkeit oder Frust zu stillen essen.« In einem nächsten Schritt ginge es darum, neue Ideen zu entwickeln, um die zugrundeliegenden Bedürfnisse zu befriedigen. Wer ständig unter Strom ist, müsse lernen, Stress durch fest eingeplante Auszeiten abzubauen. Wer trauert oder ein schlimmes Erlebnis aus der Kindheit mit sich herumträgt, müsse diesen Ballast anpacken und aus der Welt schaffen. »Zudem schlummern in uns allen Glaubenssätze, die uns blockieren und die es aufzudecken und zu hinterfragen gilt«, sagt Julia Sahm, »wer glaubt, ›Ich kann einfach nicht diszipliniert sein‹, weil er schon an zehn Diäten gescheitert ist, kann es auch nicht.« Das Problem dabei: »Wir Menschen lieben es, recht zu haben, und fühlen uns bei jedem Fehltritt in unseren Glaubenssätzen bestätigt.« Für echten Abnehmerfolg sei vor allem eines wichtig: »Auf Low-Carb-Regeln, Extremverbote und Muss-Vorschriften zu pfeifen und einen Weg zu finden, der mit dem eigenen Leben auf Dauer, ganz individuell, vereinbar ist.« Wer neugierig neue Rezepte ausprobiert, die Freude an Bewegung wiederentdeckt, die einem ganz persönlich Spaß macht, und sich kleine Ziele setzt, die nicht überfordern, habe langfristig große Aussichten auf Erfolg. »Ohne Druck und Zwang, dafür mit Genuss und Neugier – so kann Abnehmen richtig Spaß machen«, verspricht Sahm. Ähnliches bestätigen auch andere Ernährungsberaterinnen, Gesundheitscoaches, Psychiater und Mentaltrainer, die ich über die Jahre interviewt habe.

Das Problem ist die Diät-Gläubigkeit unserer Gesellschaft. Unter der Überschrift »Vom richtigen Essen besessen« schreibt Dr. med. Dirk Stemper auf seiner Website praxis-psychologie-berlin.de: »Argwöhnische Kontrolle von Eltern über die Ernährung ihrer Kinder, das eifernde Wachen über ›gesunde Ernährung‹ und die Aufteilung der Lebensmittel, nicht nur in gesunde und ungesunde, sondern vor allem auch moralisch gute oder schlechte, [trägt] zur Entwicklung einer Ernährungsstörung bei. Ein solcher Erziehungsstil mauert unnachgiebig strenge Über-Ich-Strukturen mit unverrückbaren Wertvorstellungen und Normen auf.« Im

Kindesalter wird häufig also bereits der Grundstein für Essstörungen voller Verzicht, Scham- und Schuldgefühle gelegt. Die Bundeszentrale für gesundheitliche Aufklärung bestätigt das:

»Etwa die Hälfte der Mädchen und jeder zehnte Junge hat bis zum 18. Lebensjahr bereits Diäterfahrung gesammelt. Unter den Mädchen war jedoch ein Fünftel gar nicht übergewichtig gewesen.«

Sind Diäten und Lebensmittelverbote schon im Kindesalter als normaler Lösungsansatz für Gewichtsprobleme verankert, ist es schwer, Menschen davon zu überzeugen, dass ein anderer Ansatz vielleicht erfolgversprechender wäre.

Vom Leid, es nicht zu haben: #IchBinArmutsbetroffen

Essen kann aber auch Leid bedeuten, weil man nicht genügend davon hat. Und mit der Energie- und Wirtschaftskrise hat sich das Problem seit 2022 auch in Deutschland noch verstärkt. Unter dem Hashtag #IchBinArmutbetroffen teilen Nutzer auf sozialen Netzwerken zunehmend ihre Alltagserfahrungen. »#IchBinArmutsbetroffen und Gurken, ein Lebensmittel, welches fast nur aus Wasser besteht, fallen für uns vorerst vom Speiseplan. Sie sind derzeit unbezahlbar für uns, ähnlich wie viele weitere gesunde Lebensmittel«, schreibt zum Beispiel @Kugelfisch25 auf »X« (früher Twitter) und postet ein Bild von Gurken, die zu diesem Zeitpunkt 2,09 Euro pro Stück kosten. @JordanaHoney schreibt: »Gerade kurz im Laden gewesen. Fischstäbchen, die No-Name-Variante, noch mit 2,89 € ausgezeichnet. An der Kasse dann 3,19€. Das ist doch echt nicht mehr normal. Mittlerweile hat sich der Preis fast verdoppelt. Gibt's zukünftig nur noch im Angebot. #IchBinArmutsbetroffen.« Für manch einen mögen diese Preiserhöhungen lächerlich klingen, aber für eine alleinerziehende Mutter oder eine einkommensschwache Familie entscheiden sie am

Ende des Monats darüber, ob noch ein paar Euro im Geldbeutel sind, um die letzte Woche vor Geldeingang noch etwas zu Essen im Kühlschrank zu haben. Für viele sind die Tafel sowie private oder organisierte Foodsharing-Projekte einige Lösungen, die den Alltag erleichtern. Doch auch diese Angebote zu nutzen kann mit Scham verbunden sein. @Weltenfrau macht ihrer Verzweiflung beispielsweise auf »X« Luft:

> »Ich bin es leid, jeden Tag jeden Cent den ich ausgebe genau zu überlegen. Ich bin es leid als privilegiert angesehen zu werden, weil ich hier zur Tafel gehen kann. #IchBinArmutsbetroffen seit 10 Jahren und habe 8 Jahre davon ohne Tafel schaffen müssen. Ich esse das, was ihr nicht [esst].«

44 Mal wurde ihr Beitrag von Menschen geteilt, die ihre Meinung teilen und sie in die Welt hinaustragen möchten. Dass der Hashtag nicht nur Armut in Deutschland sichtbarer macht, sondern Betroffenen, die sich oft in soziale Isolation zurückgezogen haben, eine Art Gemeinschaftsgefühl gibt, schreibt Sophia Stritzel vom NDR in ihrem Text »Wie ein Hashtag Armut sichtbarer macht« und zitiert darin Susanne Hansen, die ebenfalls unter dem Hashtag ihre Alltagserlebnisse teilt: »Ich war plötzlich Teil einer Gruppe, und zwar gleichberechtigt: Ich stand nicht unter den anderen, weil ich mir nichts leisten kann, sondern war mittendrin.«

Dass seltene Essensgenüsse bei häufigem Verzicht noch kostbarer werden, kann man in »X«-Posts wie dem von @FruleinSmilla1 lesen:

»Esse gerade die ersten Kirschen seit …3 Jahren? Und ein frisches Brot. Kein Abgepacktes. Weil der Kumpel mir ’n Beutel Lebensmittel vor die Tür stellte. Und vielleicht können nur die, die wie ich zu #IchBinArmutsbetroffen gehören, nachvollziehen, wie ich mich gerade fühle.«

11. These: ESSEN IST … GLOBALISIERUNG

Warum wir Kolumbus die Kartoffel verdanken

Ob Pellkartoffeln mit Quark, Salzkartoffeln mit Fischfilet oder Kartoffelsalat – oft halten wir Kartoffeln für ein urdeutsches Grundnahrungsmittel. Sogar den nicht immer ganz so nett gemeinten Spitznamen »deutsche Kartoffel« hat uns die Knolle eingebracht (aber dazu später mehr, siehe: Essen ist … Rassismus). Zahlreiche Namen haben wir für die Bodenfrucht – von Erdapfel im Süden, über Grumbeere im Pfälzischen, Knolle im Nordosten bis hin zu Duffel im Siegerland. Dem Entdecker Christoph Kolumbus ist es aber zu verdanken, dass es Kartoffeln in Europa überhaupt gibt. 1492 stach er in See, um den kürzesten Weg nach Indien zu finden. Nach 71 Tagen war endlich Land in Sicht. Statt Indien erreichte der italienische Seefahrer unter spanischer Flagge aber die neue Welt – Amerika war entdeckt und damit jede Menge Baum-, Busch- und Bodenfrüchte, die in Europa noch keiner kannte. Bei seiner Rückkehr 1493 brachte er zum Beispiel Mais mit nach Europa, rund 40 Jahre später (um 1539) brachten andere spanische Seefahrer die ersten Kartoffeln mit über den Atlantik. Anfangs fand die erdige Knolle nicht einmal Anklang. Erst Friedrich der Große brachte die Kartoffel unters Volk, und zwar mit offiziellen »Kartoffelbefehlen« – zwischen 1746 und 1768 sind mehr als ein Dutzend öffentliche Anweisungen dokumentiert. Darin hieß es beispielsweise am 24. März 1756:

> »Es ist von uns in höchster Person in unseren anderen Provinzen die Anpflanzung der sog. Tartoffeln, als ein sehr nützliches und sowohl für Menschen als Vieh auf sehr vielfache Weise dienliches Erd-Gewächse, ernstlich anbefohlen. Da Wir nun bemerkt, dass man sich in Schlesien mit Anziehung dieses Gewächses nicht sonderlich abgibt; als [darum]

habt ihr denen Herrschaften und Untertanen den Nutzen von Anpflanzungen dieses Erd-Gewächses begreiflich zu machen, und denselben anzuraten, dass sie noch dieses Frühjahr die Pflanzung der Tartoffeln, als einer sehr nahrhaften Speise, unternehmen müssen.«

Damit wollte er Hungersnöten entgegenwirken, die die Bevölkerung zu dieser Zeit nach Kriegen plagten. Und siehe da: Die Befehle fruchteten und Deutschland wurde Kartoffelland.

Was mit Mais und Kartoffeln begann, wird heute als »Columbian Exchange« (deutsch: Kolumbus-Austausch oder Kolumbus-Effekt) bezeichnet. Der US-Historiker Alfred W. Crosby prägte diesen Begriff, der sich in den 1970er-Jahren durchsetzte. Und die Arte-Doku »1492: Der Kolumbus-Effekt« zeigt diese wechselseitige »Geschichte eines Transfers zwischen zwei Welten« eindrucksvoll auf: Während im südamerikanischen Reich der Inka bereits vor rund 8 000 Jahren mit bloßen Händen Kartoffeln als Züchtung teils giftiger Pflanzen angebaut, und im heutigen Gebiet des Mississippi vor etwa 1 500 Jahren Mais als Grundnahrungsmittel kultiviert wurde, aßen die Europäer bis zum Columbian Exchange hauptsächlich Brei und Brot aus Getreide. Laut der Bundeszentrale für politische Bildung »war das alte Europa arm und bedürftig«. Mit den buntesten Tropenfrüchten wie Mangos, Papayas, Kakao und Kokosnüssen oder bis dahin unbekannten Gemüsesorten wie Tomaten, Kürbissen und Chili muss Südamerika für die Europäer damals wie das wahre Schlaraffenland gewirkt haben. Die Vielfalt auf europäischen Esstischen nahm seither deutlich zu. Im Gegenzug brachten die Seefahrer aus Europa aber auch neue kulinarische Vielfalt auf den neu entdeckten Kontinent. Denn weder Pferde noch Rinder noch Hausschweine oder Schafe gab es dort ursprünglich. Damit fehlte auf dem Speiseplan der Menschen auf der anderen Seite des Atlantiks bis zum Exchange nicht nur Fleischvielfalt. Die Möglichkeiten in der Landwirtschaft waren ohne domestizierte Nutztiere auch begrenzt. Professor Joachim Radkau, Historiker an der Universität in Bielefeld, sagt in der Arte-Doku:

> »Die alte europäische Landwirtschaft beruht auf einer Kombination von Ackerbau und Viehzucht. Das war bei der Alt-Amerikanischen nicht der Fall. Und durch diese Kombination [...] besaß unsere Landwirtschaft ökologisch gesehen entscheidende Vorteile.«

Durch das Vieh wurden nicht nur die Felder immer wieder gedüngt und dadurch die Fruchtbarkeit erhalten. Die Landwirtschaft habe auch ökologische Reserven gebildet – »durch die Notwendigkeit, für das Vieh immer Weidegründe zu haben«. Der Kolumbus-Effekt brachte also die moderne Form der Landwirtschaft erst nach Amerika.

Acht Schweine soll Kolumbus 1493 mit an Bord gehabt und so in die Karibik gebracht haben – 20 Jahre später waren daraus bereits 30 000 Schweine geworden, die erst Kuba, dann die Anden, den Amazonas und schließlich Nordamerika eroberten. Anfang des 17. Jahrhunderts kamen dann auch erste Siedler aus Europa nach Amerika, brachten Vieh, Getreide, Bäume und sogar bestäubende Honigbienen mit, die ebenfalls aus Europa stammen. So kam die neue Welt schließlich in den Genuss von Äpfeln, Birnen, Pfirsichen, Aprikosen, Pflaumen, Feigen und Oliven. Bald durchstreiften riesige Rinderherden Nord- und Südamerika. Und bereits 1877 transportierte das erste Kühlschiff gefrorenes Rindfleisch von Argentinien nach Frankreich. Heute sind Kartoffeln mengenmäßig an fünfter Stelle der deutschen Exportgüter, in Österreich landet Mais unter den Exportgütern in Tonnen auf Platz drei.

Während viele Lebensmittel heute in vielen Ländern der Welt produziert werden, gibt es auch Produkte, die überwiegend in einer Region angebaut, geerntet und von dort aus in die ganze Welt exportiert werden. Ein Beispiel ist Safran: Mindestens 90 Prozent des teuersten Gewürzes der Welt werden aus dem Iran exportiert. Ein Kilo Safran kostet 2025 zwischen 3 000 und 10 000 Euro, ein Gramm kostet im Einzelhandel zwischen 5 und 10 Euro. Kein Wunder, dass mittlerweile auch Landwirte in Österreich, der Schweiz und sogar rund ein Dutzend in Deutschland das »rote Gold« anbauen. So teuer ist dieses Gewürz, das aus Krokusblüten stammt, übrigens, weil etwa 150 000 bis 200 000 Blüten von Hand geerntet werden müssen, um ein Kilo getrocknete Safranfäden zu erhalten. Ein weiteres Beispiel ist die echte Vanille: Mindestens 60 Prozent der weltweiten Produktion der dunkelbraunen Schoten wird heute auf Madagaskar angebaut, während das Gewächs ursprünglich aus Mexiko stammt. Bis vor wenigen Jahren kamen sogar mehr als 80 Prozent der Vanilleschoten aus Madagaskar. Doch ein schwerer Zyklon sorgte im März 2017 für eine echte Vanillekrise: Hütten wurden zerstört, 81 Menschen starben und fast ein Drittel der Ernte wurde vernichtet. Wenige Monate später überstiegen die Vanillepreise sogar den Preis von Silber: Rund 550 bis 600 US-Dollar kostete damals ein Kilogramm Vanilleschoten – fünf Jahre zuvor waren es noch rund 20 Dollar pro Kilo. Dieses Beispiel zeigt, dass die monopolartige Konzentration von Anbaugebieten einen enormen Einfluss auf die Handelspreise weltweit haben kann.

Genuss-Globalisierung: Geschmäcker aus aller Welt

Der Duden beschreibt Globalisierung als »weltweite Verflechtung in den Bereichen Wirtschaft, Politik, Kultur«. Und der Austausch von Lebensmitteln hat nicht nur wirtschaftliche und politische Aspekte, sondern beeinflusst auch wesentlich unsere Alltagskultur. Schon als Kinder essen wir am liebsten Spaghetti, Pizza und süße Tropenfrüchte wie Bananen. Und als Erwachsene besuchen wir liebend gerne Restaurants, die die vielseitigsten Geschmäcker aus aller Welt bieten. Weltweit sind laut einer Studie der Universität von Minnesota (2019) – ohne Fastfood-Restaurants – die italienische, die chinesische und die japanische Küche am beliebtesten. Und glaubt man der Studie, gibt es in keinem Land weniger Restaurants mit einheimischer Karte als in Deutschland: Es sind 35,5 Prozent, während beispielsweise in der Türkei, China und Italien rund 80 Prozent aller Restaurants einheimische Kost bieten. Böse Zungen könnten den geringen Anteil an heimischen Gasthäusern kritisieren, als mangelnden Stolz auf die eigene kulinarische Identität interpretieren. Der Studienautor und Ökonom Joel Waldfogel sieht das aber anders und schreibt: »Andere Länder sind gegenüber ausländischen Küchen weitaus aufgeschlossener.« Beispiele hierfür seien Deutschland, Russland (40,7 Prozent) und Frankreich (49,7 Prozent). Und speziell Letztere sind ja berühmt und berüchtigt für einen sehr ausgeprägten Stolz auf die eigene Kulinarik!

Von den mehr als 65 000 Wirtshäusern in Deutschland boten 2019 jedenfalls rund zwölf Prozent italienische, je rund vier Prozent chinesische und türkische sowie rund zwei Prozent französische, japanische und spanische Speisekarten an. Die Herkunft der in unserer globalisierten Welt durch Migration eingewanderten Menschen hat laut der Studie einen wesentlichen Effekt auf unsere Restaurantvielfalt. Selbst bei mir auf dem Land, im südwestlichsten Zipfel Deutschlands nahe der Grenze zur Schweiz, haben wir die Wahl zwischen deutsch, italienisch, türkisch, arabisch, griechisch, vietnamesisch, japanisch, chinesisch, indisch und mexikanisch. Wenn wir meine Schwägerin in Berlin besuchen, gehen wir deshalb stets auf die Suche nach noch Ausgefallenerem, essen seifig-würziges Ceviche mit Leche de Tigre beim Peruaner, scharfes Lilienblüten-Curry und süß-cremiges Halo-Halo beim Philippino oder erdige Borschtsch mit salzig-dilligen Lachs-Blinis im russischen Restaurant.

Ob wir nun Vielfalt im Restaurant genießen, bei syrischen Freunden zu pappsüßen Baklava und Kardamom-Kaffee eingeladen sind oder uns zu Hause selbst indisches Linsen-Dal, herbsüße Tomatensoße mit Fenchel-Salsiccia oder knusprige Falafel-Bällchen mit cremigem Hummus kochen – möglich sind viele dieser Geschmackserlebnisse vor allem durch eine Produktkategorie, die den wahren Anfang der kulinarischen Globalisierung gemacht hat: Gewürze! Schon früh wussten die Römer, antiken Athener und auch die Kreuzfahrer Gewürze wie Zimt, Kardamom, Safran, Nelken, Pfeffer, Zucker und Muskatnüsse zu schätzen und brachten diese als teure Handelsgüter über lange Handelsrouten aus dem Orient und Asien mit Schiffen, Kamelen und Eseln nach Westeuropa. Auch durch Wegzölle entlang der Handelsrouten wurden Gewürze so wertvoll und teuer, dass man einzelne Pfefferkörner sogar mit Gold aufgewogen hat – ein Kilo war damals umgerechnet rund 80 000 Euro wert. Daher stammt auch die Redewendung von »gepfefferten Preisen«. Doch wer etwas auf sich hielt, wollte seinen Reichtum auch demonstrieren und zeigte das mit völliger Überwürzung. »Bei großen Festen konnte das richtig teuer werden. Allein 190 Kilogramm Pfeffer verwendeten [die Festköche] bei der Hochzeitsfeier des Herzogs Karl von Burgund, die 1468 in Brügge stattfand. Preis verglichen mit heute: über 15 Millionen Euro!«, schreibt der Wissenschaftsjournalist Stefan Geier vom Bayerischen Rundfunk in einem Online-Beitrag.

1498 fand schließlich der Portugiese Vasco da Gama den bereits von Kolumbus ursprünglich gesuchten Seeweg nach Indien. Das Ziel: seinem Land den Zugang zum Gewürzhandel zu eröffnen – allem voran den Zugang zum besonders gefragten indischen Pfeffer. Beim höflichen Versuch, Handelsbeziehungen aufzubauen, zunächst abgewiesen, wagte da Gama 1502 erneut einen Versuch, an Indiens Pfefferküste Fuß zu fassen. Laut dem *Spiegel*-Text »Wo der Pfeffer wächst« gelang ihm das diesmal, aber nur mit roher Gewalt: Mit 21 schwer bewaffneten Schiffen versenkte er mehr als 100 indische und arabische Schiffe im Ozean und erzwang Handelsprivilegien, die Portugal zur globalen Handelsmacht aufsteigen ließen.

Christoph Kolumbus für Spanien und Vasco da Gama für Portugal mögen gleichermaßen gewaltvoll in die neu eroberten Welten eingedrungen sein – wie die Kolonialmächte England, Frankreich, Niederlande und das Deutsche Kaiserreich nach ihnen. Doch eine Welt ohne diesen Warenaustausch, können wir uns heute nicht mehr vorstellen. Was wäre unsere Alltagskulinarik heute bloß ohne Globalisierung? Wahrscheinlich ziemlich langweilig! Oder hätten Sie täglich Lust auf Getreidebrei – ganz ohne Zimt und Zucker? Radiojournalist Peter Leusch schreibt in einem Deutschlandfunk-Beitrag, dass dieser dramatische globale Austausch »alle Küchen der Welt beeinflusst hat«. Er geht sogar noch einen Schritt weiter und sagt, dass alle »Original- und Landesküchen Europas und weltweit […] ein Produkt der ersten kulinarischen Globalisierung sind«.

Die Schattenseite der Globalisierung

Unsere heutige Esskultur ist also unbestritten das Resultat historischer Prozesse. Und für uns alle ist es alltagsbereichernd, Geschmacksvielfalt zu leben und immer wieder neue Geschmäcker zu entdecken. YouTuber @AhmetKocht ist zwar vor allem für authentische türkische Rezepte bekannt, aber auch er hat manchmal eben Lust auf etwas anderes, kocht Cannelloni-Lasagne, japanischen Käsekuchen oder Kartoffelsalat mit Rotkraut. Pasta in allen Varianten gibt es bei uns auf dem Esstisch, seit ich denken kann.

Seit ich das erste Mal in Asien war, gibt es bei uns außerdem mindestens alle 14 Tage scharfes Thaicurry samt Prik Nam Pla (Chilis in Fischsauce), frischem Koriander oder selbst angebautem Thaibasilikum. Auf einer Israel-Reise habe ich Hummus und Tabbouleh lieben gelernt und aus Costa Rica haben wir würzig-tomatige »Huevos Rancheros« (Spiegeleier mit scharfer Tomatensauce) und »Platanos« (frittierte Kochbananen) mit auf den heimischen Speiseplan gebracht. Unsere syrischen Freunde waren in der Vorweihnachtszeit im vergangenen Jahr bei uns zum Raclette-Essen. Keine drei Wochen später haben sich die beiden selbst ein Raclette-Gerät angeschafft und uns stolz ein Bild vom reich gedeckten Käsetisch geschickt.

Auf der anderen Seite findet in vielen Industrienationen eine zunehmende Rückbesinnung auf regionale Produkte statt. Der Klimawandel und die damit einhergehenden Ziele, die Treibhausgasemissionen drastisch zu reduzieren, haben Konsumenten bewusster werden lassen: Heidelbeeren aus Peru im Winter kaufen? Oder doch lieber auf den deutschen Heidelbeer-Sommer warten und sich dann umso mehr über die kleinen Leckerbissen freuen? Denn die Schattenseite der Globalisierung unserer Esskultur ist, dass riesige Containerschiffe, Flugzeuge, Güterzüge und Lastwagen täglich Tonnen von Nahrungsmitteln kreuz und quer über den Globus verteilen. 20,68 Prozent der weltweiten CO_2-Emissionen sind laut Statista (Stand: 2022) durch den Transportsektor bedingt. Und alleine am Hamburger Hafen wurden beispielsweise 2016 rund 25,5 Millionen Tonnen Nahrungsmittel und Agrarprodukte umgeschlagen. Der auf Natur- und Umweltthemen spezialisierte Wissenschaftsjournalist Dirk Steffens (u. a. ZDF-Dokureihe »Terra X«) hat sich für sein Buch *Eat it!* die Globalisierung unserer Ernährung genauer angeschaut und warnt bereits im Klappentext: »Auf der Welt gibt es heute mehr Nahrung als jemals zuvor [...]. Doch dieser Erfolg droht nun zur

Gefahr für unser Ökosystem zu werden.« Und bei seiner Kritik geht es nicht nur um die Transportemissionen, sondern auch um fragwürdige Anbauformen. Eine Kuh, die heute mitten in der Wüste Saudi-Arabiens in einem Megastall mit 50 000 weiteren als Milchvieh gehalten wird, nimmt Steffens als Beispiel für das globale Netz der Nahrung. Sie habe Holstein-Gene, kanadische Vorfahren und fresse Futterpflanzen, die aus rund einem halben Dutzend Ländern auf anderen Kontinenten alleine für diesen Zweck nach Saudi-Arabien transportiert wurden. Das importiere Futter ist schlicht nötig, weil in der Wüste Wassermangel herrscht und kein Futter angebaut werden kann. Aber das Beispiel der »globalen Kuh« sei eben nur ein Beispiel aus unzähligen: Wir sind »alle internationale Esser« schreibt Steffens. »Unser Nahrungssystem ist auf Effizienz und Profit getrimmt, um die Bedürfnisse einer wachsenden Weltbevölkerung zu stillen. Ein Land alleine, könnte das gar nicht leisten.« Selbst regionale Schweinchen aus dem Nachbardorf würden in Deutschland oft mit Soja aus Brasilien gefüttert. Für acht konventionelle Schweinebratwürste brauche es rund einen Quadratmeter Anbaufläche, auf der ursprünglich einmal Regenwald wuchs, der für den Sojaanbau gerodet wurde. Aber so viele Lebensmittel mehr machen eine Reise um die halbe Welt, bis sie bei uns auf dem Teller landen: Krabben aus Cuxhaven würden etwa zum Pulen nach Marokko transportiert, weil dort die Arbeitskräfte billiger sind, und anschließend wieder in Deutschland verkauft. Zuchtbullen-Samen werden aus Deutschland nach Südafrika verkauft. Und Deutschland importiere auch kräftig: Avocados aus Mexiko, Sushi-Fisch aus dem Pazifik, Kaffee aus Kolumbien, Tee aus Indien – und im Sommer Äpfel aus Neuseeland und Trauben aus Südafrika. Süß-aromatische Tomaten wachsen heute unter riesigen weißen Plastikplanen in der trockenen südspanischen Hitze – die Planen überspannen laut Steffens »eine Fläche, die ungefähr der von München entspricht«. Und Deutschland gilt als Abnehmerland Nummer eins für das spanische Wüsten-Gemüse. Das Landwirtschafts-Magazin *agrarheute* zitierte 2023 einen Sprecher der Agrarexportorganisation GEFA, der warnte: »Deutschland verlässt sich immer mehr darauf, dass andere Länder und Weltregionen für uns Lebensmittel produzieren.« Anlass des Artikels war ein sprunghafter Anstieg der Lebensmittel- und Agrarproduktimporte von Obst, Gemüse, Fleisch und Getreide im Wert von 90,2 Milliarden Euro im Jahr 2021 auf Waren im Wert von 110,5 Milliarden Euro im Jahr 2022 – ein Außenhandelsdefizit-Rekordwert, der 2024 noch einmal getoppt wurde.

Zu jeder Jahreszeit ist durch die Globalisierung heute alles verfügbar. »Die Industrie dahinter hat die Ernährung revolutioniert«, schreibt Steffens, »das ist lange gut gegangen. Es hat die Welternährung besser und sicherer gemacht. Es hat sogar Milliarden Menschen das Leben gerettet. Aber jetzt hält uns die Erde ein leuchtendes Stoppschild vor die Nase.« Tote Böden, verschwundene Arten und ein Klima, das verrückt spielt, sollten uns wach werden lassen. Was der Wissenschaftsjournalist fordert: eine Rückbesinnung auf Regionales und Saisonales!

12. These: ESSEN IST … RASSISMUS

Übermaß und Unterversorgung – ein Rassismusproblem?

Ein gemeinsames Essen kann Grenzen und Vorurteile überwinden und sogar fremde Menschen einander näherbringen (siehe: »Essen ist … Willkommen«). Andererseits können spezielle Essensvorschriften und -rituale in Religionsgemeinschaften Identität stiften und Menschengruppen voneinander unterscheiden (siehe: »Essen ist … Heimat«). Wieder andere nutzen bestimmte

Ernährungsweisen, um ihre politischen Ansichten nach außen zu tragen – und unterscheiden sich dadurch auch klar von der breiten Masse (siehe: »Essen ist … Statement«). Essen kann also verbinden und abgrenzen gleichermaßen. Und in entwickelten Gesellschaften können wir diese Macht des Essens bewusst als Instrument nutzen. Wir leben im Übermaß, können essen, was, wann und so viel wir wollen. Wenn wir auf Essen verzichten, tun wir das bewusst, weil es Teil unseres Lifestyles ist.

Durch die Globalisierung des Essens war der Hunger in Europa laut der Bundeszentrale für politische Bildung bereits in der Reformationszeit (16. Jahrhundert) weitestgehend verschwunden. Doch wirft man einen Blick in ärmere Länder, sind Verzicht und Hunger auch heute noch bittere Realität: »Über 800 Millionen Hungernde weltweit« titelte beispielsweise *Zeit*-Online im Oktober 2021 und bezog sich dabei auf den Welthungerindex. Was das konkret bedeutet: Jeder zehnte Mensch auf dieser doch so globalisierten Welt ist chronisch unterernährt. Die Vereinten Nationen hatten sich einst vorgenommen, den weltweiten Hunger bis 2030 zu besiegen. Doch die Statistik zeigt, dass durch Kriege, Naturkatastrophen aufgrund des Klimawandels und durch die Coronapandemie sogar wieder mehr Menschen Hunger leiden: 2023 hungerten laut Welthungerhilfe weltweit 733 Millionen Menschen – das ist jeder elfte Erdenbewohner! Besonders stark betroffen sind Länder wie Somalia, Jemen, Tschad, Südsudan und Madagaskar – bis zu 60 Prozent der Menschen in diesen Ländern leiden an Unterernährung, Kinder sind untergewichtig, wachstumsverzögert – und »alle dreizehn Sekunden stirbt ein Kind unter fünf Jahren an den Folgen von Hunger«, schreibt die Welthungerhilfe auf ihrer Internetseite. Wie kann das sein, während wir in Saus und Braus leben? 1,7 Millionen Tonnen Brötchen, Brot und Torten werden laut WWF alleine in Deutschland jedes Jahr weggeschmissen, weil uns Konsumenten womöglich die Kruste nicht mehr knusprig genug oder zu knusprig für den Kauf gewesen wäre. Wenn ich eine Dreiviertelstunde vor Ladenschluss sehe, wie bei Aldi und Lidl die Brot-Selbstbedientheken bereits ausgeräumt werden, stellen sich mir regelmäßig die Nackenhaare auf …

Auch das Vorgehen vieler multinationaler Konzerne macht diese rassistische Komponente des Essens deutlich: Journalistin Jana Glose beleuchtet in ihrem 2019 auf handelsbatt.de erschienenen Text »Warum Nestlé so unbeliebt ist«, was wirklich hinter der Kritik an diesem Lebensmittelriesen steckt, der mit seinen über 2000 Produkten quasi in jedem Haushalt in 190 Ländern dieser Welt präsent ist. Vor allem Tafelwasser, das Nestlé in PET-Flaschen verkauft und damit alleine 2018 einen Umsatz von rund 6,9 Milliarden Euro gemacht hat, steht in der Kritik. Denn »dort, wo das Wasser ohnehin schon knapp ist, pumpt Nestlé es ab – und verdient Geld damit«, schreibt Glose. Wasserrechte habe der Konzern etwa im Süden von Afrika, in Pakistan und in Äthiopien. »In Südafrika hat Nestlé alleine elf Standorte. Durch die schwerste Dürre aller Zeiten herrscht dort gerade eine Wasserkrise. In Kapstadt gilt seit dem 1. Februar sogar eine offizielle Wassersparstufe: Nur noch 50 Liter am Tag darf jeder höchstens verbrauchen. Stell' dir vor: Jeder Deutsche verbraucht im Schnitt 121 Liter pro Tag«, schreibt Jana Glose weiter und geht im weiteren Text darauf ein, dass Nestlé in Interviewanfragen stets jedes Mitverschulden von Wasserknappheit von sich weist.

Die Welthungerhilfe nennt neben Ressourcenverschwendung und dem Klimawandel einen verzerrten Welthandel als eine der Hauptursachen für Hunger: »Die reichen Staaten bestimmen die Regeln der internationalen Politik. Unfaire Handelsabkommen und Subventionen schaffen Marktzugänge und Preisvorteile für Unternehmen aus den Industrienationen.« Befeuert werde dieses Problem noch durch Korruption, Landraub und schlechte Regierungsführung in den ärmeren Ländern: »Die Regierungen in Entwicklungsländern richten ihre Politik meist nicht an den Bedürfnissen der ärmsten Bevölkerung aus«, schreibt die Welthungerhilfe, »es fehlen Strategien, die Landwirtschaft im eigenen Land so zu fördern, dass niemand mehr hungern muss.«

Der französische Moralist Nicolas Chamfort soll zur Zeit der französischen Revolution gesagt haben: »Die Gesellschaft setzt sich aus nur zwei großen Klassen zusammen; die einen haben mehr Mahlzeiten als Appetit, die anderen weit mehr Appetit als Mahlzeiten.« Über 200 Jahre später hat sich daran leider nicht viel geändert – außer dass sich Hunger heute größtenteils auf gewisse Regionen dieser Erde beschränkt. Soziologe Georg Simmel brachte es 1910 in seinem berühmten Text »Die Soziologie der Mahlzeit« auf den Punkt:

> »Von allem nun, was den Menschen gemeinsam ist, ist das Gemeinsamste: dass sie essen und trinken müssen. Und gerade dieses ist eigentümlicherweise das Egoistischste, am unbedingtesten und unmittelbarsten auf das Individuum Beschränkte: was ich denke, kann ich andere wissen lassen; was ich sehe, kann ich sie sehen lassen; was ich rede, können Hunderte hören – aber was der Einzelne isst, kann unter keinen Umständen ein anderer essen.«

Im Übermaß zu essen, während andere chronisch unterversorgt sind – das kann man egoistisch nennen. Und weil sich diese Kluft auf ganze Länder und Kulturkreise bezieht, kann man hier von verstecktem Rassismus sprechen.

Salopp könnte man sagen: »Wenn ich auf das zweite Stück Sahnetorte verzichte, hilft das den Menschen südlich der Sahara in Afrika auch nicht.« Aber wir als Konsumenten in Industriestaaten können vor allem eines tun: Bewusster einkaufen!

1. Genauer hinschauen: Weitere Beispiele für ausbeuterische Machenschaften findet man etwa im in mehrfacher Überarbeitung erschienenen *Schwarzbuch Markenfirmen. Die Machenschaften der Großkonzerne* von Klaus Werner-Lobo und Hans Weiss. Besonders auf Kakaoplantagen an der Elfenbeinküste und in Brasilien, aber auch auf Bananenplantagen kommen laut den Autoren nicht selten Kinder als Erntehelfer zum Einsatz und sind hochgiftigen Insektiziden ausgesetzt. Der Grund: Multikonzerne möchten den heißbegehrten Rohstoff für Schokolade so günstig wie möglich einkaufen. Die Autoren benennen Firmen und Markennamen, die bewusste Konsumenten bei ihrem Einkauf meiden können.

2. Foodwaste vermeiden: Wer mit Einkaufszettel einkauft, kann Foodwaste vermeiden, seinen eigenen CO_2-Fußabdruck verkleinern und so einen kleinen Beitrag gegen den Klimawandel leisten. Das wiederum tut der ganzen Welt gut. Initiativen wie Foodsharing unterstützen mit dem Aufbau von Fairteiler-Stationen selbst Tante Erna von nebenan dabei, abgelaufene Produkte an Sammelstellen abzugeben oder abzuholen – und sie so vor dem Abfalleimer zu retten.

3. Weniger Fleisch und Milchprodukte essen: Jedes Rind verursacht mit seiner Verdauung Methangase – das ist ebenso klimaschädlich wie der CO_2-Ausstoß bei 18 000 gefahrenen Autokilometern. Hinzu kommt, dass alle Nutztiere ebenfalls Futter brauchen und hierfür riesige Mengen an Getreide und Soja angebaut und geerntet werden müssen. Etwa ein Viertel des Getreides weltweit wird heute an Tiere verfüttert, anstatt Menschen satt zu machen.

4. Faire Produkte kaufen: Wenn fünf Bananen beim Discounter nur 65 Cent kosten, kann doch was nicht stimmen, oder? Schließlich musste ein Bauer Stauden pflanzen, hegen und pflegen, die reifen Früchte dann ernten, verpacken und verkaufen. Dann wurden die Bananen verschifft, kamen mehrere Tausend Kilometer über das Meer, über Schienen und Straßen dann nach vielen Wochen schließlich in meinen Supermarkt um die Ecke. Initiativen wie Fairtrade Deutschland, verschiedene Fair-Handels-Gruppen und rund 900 Weltläden wollen den fairen Handel fördern – und damit die Lohn-, Lebens- und Arbeitsbedingungen in den ärmsten Regionen verbessern. Dann kosten fünf Bananen eben nicht 65 Cent …

Warum Pizza Hawaii und Mohrenköpfe verboten sind

Mohrenköpfe, die guten aus der Schweiz, waren als Kind meine allerliebste Süßigkeit. Aber wer die zuckersüßen Leckereien heute noch so nennt, erntet zu Recht schiefe Blicke von seinen Mitmenschen: Zigeunerschnitzel wird zum Schnitzel mit Paprikasoße oder zum vermutlich nicht weniger problematischen »Balkanschnitzel«, Mohrenköpfe oder Negerküsse (vom französischen Baiser für Kuss) zu Schaumküssen und Pizza Hawaii zu Pizza mit Kochschinken und Ananas. Die Liste von heute als rassistisch und diskriminierend geltenden Speisebezeichnungen könnte man hier wohl endlos weiterführen. Selbst der Begriff »Curry« steht mittlerweile in Kritik: »Ist das vielfach verwendete Wort eine Verkürzung asiatischer Küche? Ist der Begriff rassistisch?«, fragt etwa Gesellschaftsjournalist Gregor Tholl in seinem für die Deutsche Presseagentur geschriebenen Text »Immer mehr Speisen sollen neue Namen bekommen«. Aber er stellt diese Fragen nicht ohne kritischen Unterton: »Wenig bringt das Internet derart in Wallung wie angeblicher ›Woke-Wahnsinn‹, der liebgewonnene Speisen trifft.« Das Wort »Woke« hat sich mittlerweile zu einem Kampf- und Schmähbegriff entwickelt und bedeutet laut Duden »in hohem Maß politisch wach und engagiert gegen (insbesondere rassistische, sexistische, soziale) Diskriminierung«. Und für so manchen sind die lauten Schreie nach Umbenennung des liebgewonnenen Essens einfach zu viel des Guten. »Viele Leute fühlen sich dann bedroht oder gar ihrer Jugenderinnerungen beraubt«, schreibt Gregor Throll.

Rassismusvorwürfe treffen auch Traditionsmarken wie das deutsche Schokoladen-Unternehmen Sarotti: Seit dem 50. Firmenjubiläum 1918 zierte der Sarotti-Mohr mit dunkler Hautfarbe, roter Ballonhose und einem blau-rot gestreiften Turban als Markenzeichen die edlen Pralinenschachteln – zum Andenken an den ersten Produktionsstandort in der Berliner Mohrenstraße (seit 1868). Doch 2004 war Schluss: Nach Rassismusvorwürfen wurde der schwarze Sarotti-Mohr zum goldenen Sarotti-Magier. Ähnlich ikonisch, aber eben auch ähnlichen Rassismusvorwürfen ausgesetzt, war »Uncle Ben's« mit seinem freundlich dreinblickenden dunkelhäutigen Onkel auf der orange leuchtenden Verpackung. Das Konterfei habe zu sehr an die Zeit der Sklaverei in den USA erinnert. Die orangene Verpackung ist geblieben, der Reis-Onkel 2021 verschwunden und die Produkte heißen jetzt »Ben's Original«.

Die Frage, wann Kritik an Speisebezeichnungen oder etablierten Marken tatsächlich angebracht ist, ist relativ leicht zu beantworten: »Während das Wiener Schnitzel tatsächlich aus Wien stammt und Pekingenten eine echte chinesische Herkunftsgeschichte haben, geht es beim Hinterfragen anderer Gerichte und ihrer Namen in erster Linie um den Aspekt, dass es unreflektierte Fremdbezeichnungen seien«, schreibt Gregor Throll. »Pizza Hawaii« ist logischerweise weniger rassistisch als Bezeichnungen, die mittlerweile generell als rassistisch, weil abwertend eingestufte Wörter enthalten wie »Zigeuner«, »Neger« oder »Mohr«. Der Zentralrat der Deutschen Sinti und Roma begrüßte etwa die Kritik an der Zigeunersoße, weil die Bezeichnung »Zigeuner« veraltet sei und von den »meisten Angehörigen der Minderheit als diskriminierend abgelehnt wird«, zitiert Throll. Nicht einen ganzen Volksstamm, sondern eine spezielle Person betrifft das beliebte Weihnachtsmarktgetränk »Lumumba«: Heiße Schokolade mit Rum und Sahnehaube. *Zeit*-Journalistin Hannah Grünewald hat in einem Video-Kommentar auf Instagram für Aufklärung gesorgt und mahnt: »Patrice Lumumba war der erste Premierminister des unabhängigen Kongo. Er war ein Vorkämpfer der afrikanischen Unabhängigkeitsbewegung – weg vom Kolonialismus. Patrice Lumumba wurde 1961 im Auftrag der belgischen Kolonialherren ermordet. Es ist pietätlos und rassistisch, einen Kakao mit Schuss nach einem schwarzen Unabhängigkeitskämpfer zu benennen, der durch Schüsse getötet wurde.« Sie schlägt stattdessen Alternativen wie »Kater-Kaba« oder »Kickstarter-Kakao« vor. Die Debatte im Dezember 2023 angestoßen hatte die Historikerin und Grünen-Politikerin Annalena Schmidt mit einem Post auf »X«. Und sie soll dafür nicht nur jede Menge Hasskommentare von Weihnachtsmarkt-Fans bekommen haben, sondern auch anonyme Drohanrufe. Gegenüber der *Bild*-Zeitung sagte Schmidt: »In einer Zeit, in der die Gesellschaft sensibler mit Rassismus umgeht, wollte ich die Menschen erreichen, die gar nicht wissen, dass das Kakaogetränk mit Schuss nach einem schwarzen Menschen benannt ist.« Sie sollte also die unreflektierte Fremdbezeichnung aufdecken und zum Nachdenken anregen.

Um noch mal auf die Frage zurückzukommen, ob der Begriff »Curry« ebenfalls rassistisch ist: Weil etwa Inder ihre weltberühmten cremigen Gerichte selbst »Curry« nennen – im indischen bedeutet »Kari« Eintopf – handelt es sich hier um keine unreflektierte Fremdbezeichnung. Thailänder hingegen nennen ihre bei uns als grünes, rotes oder gelbes Thaicurry berühmten Gerichte, die auf Kokosmilch basieren, Kaeng oder Gaeng, was die westliche Welt als Curry übersetzt. Wir müssen die Umbenennung unseres Lieblingscurrys beim Inder also eher nicht fürchten, beim Thailänder gehen die Meinungen weit auseinander.

Von Spaghettifressern und deutschen Kartoffeln

Ein anderer kulinarischer Rassismusaspekt, der sich in Alltagssprachen überall auf der Welt eingeschlichen hat, sind Schimpfwörter, die vom Essen inspiriert sind. »Das kann doch nur ein Spaghettifresser gewesen sein. Kommt mit 'nem Messer zu 'ner Schießerei«, sagt etwa Jimmy Malone (Sean Connery) im Mafiafilmklassiker *The Untouchables – Die Unbestechlichen* (1987). Rund 20 Jahre später treibt es der eigentlich immer miesgelaunte Antidrogenagent Hank Schrader in »Breaking Bad« auf die Spitze: Alle fünf Serienstaffeln durch nennt er Mexikaner »Beans« (Bohnen) und greift sogar zu Varianten wie »Half a beaner« (zur Hälfte Bohne) oder »Bean speak« (Bohnensprache).

Die Sprachwissenschaftlerin Maria Paola Tenchini von der Universität Cattolica del Sacro Cuore in Mailand hat sich ausführlich mit ethnischen Schimpfnamen aus der Küche beschäftigt und erwähnt in ihrer Forschungsarbeit zum Beispiel »Froschesser« für Franzosen, »Spaghettifresser« für Italiener, »Frühlingsrolle« für Asiaten und »Kartoffel« für Deutsche. Allesamt leiten sich von Essgewohnheiten ab, die einst von der jeweils anderen Kulturgruppe als andersartig wahrgenommen wurden. Den italienischen und den deutschsprachigen Gebrauch solcher Wörter hat Tenchini genauer betrachtet: In Deutschland werden die Italiener ihrer Gewohnheit, Pasta zu essen, nach vorzugsweise als Spaghettifresser, kurz: Spaghetti oder Makkaronifresser, kurz Makkaroni, betitelt, während man in der deutschsprachigen Schweiz eher Polentafresser, »Maiser, Maisdiiger (›Mais-Tiger‹) oder Bolanderschlugger (›Polenta-Schlucker‹)« sagt. Vermutlich, weil der beliebte Maisbrei im an die Schweiz angrenzenden Norditalien als Beilage verbreitet ist. »Übrigens ist Polenta in Norditalien so beliebt, dass Süditaliener ihre nördlichen Landsleute mehr oder weniger abfällig polentoni (›Polentafresser‹) nennen«, schreibt die Sprachwissenschaftlerin. Andersherum würden die Italiener

Deutsche und Österreicher hauptsächlich mit Kartoffeln und Sauerkraut assoziieren: »Aus diesen beiden Nahrungsmitteln haben sich die Schimpfnamen mangiapatate (›Kartoffelfresser‹), patatucchi [...] und mangiacrauti (›Krautfresser‹) ergeben.« Weil österreichische Soldaten früher in Italien dafür bekannt waren, sich mit tierischen Fetten zu stärken, nannten Italiener die Österreicher früher gerne auch »mangiasego (›Talgfresser‹)«. Neutrale Wörter seien die auf Vorurteilen beruhenden Begriffe aus sprachwissenschaftlicher Sicht nicht: »In italienischen Wörterbüchern werden diese ethnischen Bezeichnungen als ›spregiativo‹ (abwertend) oder ›scherzoso‹ (scherzhaft) oder beides zusammen definiert, während sie in den deutschen Wörterbüchern fast ausschließlich als ›abwertend‹, ›derb abwertend‹ oder ›Schimpfwort‹ eingestuft werden.«

Der Hamburger Musiker Jan Delay nimmt es als »deutsche Kartoffel« jedenfalls mit Humor – und singt ganz selbstironisch in seinem funkigen Lied »Kartoffeln« (2006):

»Ich bin 'ne Kartoffel, und ich bin cool damit,
Ich nehm' das Thema her und schreibe noch n' Superhit,
über dieses öde Gemüse, und seine Eigenschaft,
Stärke zu besitzen, aber leider kein' Geschmack!«

13. These: ESSEN IST ... KÖRPERLICHE GESUNDHEIT

Zehn Jahre länger Leben – mit Essen

Schon in der Antike rankten sich Mythen und Sagen um die Suche ewiger Jugend. Die wohl bekannteste Legende handelt von einem Jungbrunnen, der jedem, der darin badet, ewige Jugend bescheren sollte. Den Ursprung dieses Mythos nachzuvollziehen ist gar nicht so einfach. In manchen Quellen heißt es, die römische Göttin Jupiter soll die Nymphe Juventa (deutsch: Jugend) in eben solch einen Brunnen mit magischen Eigenschaften verwandelt haben. In anderen wird der Ursprung im Alexanderroman vermutet, einer Textsammlung, die sich dem Leben von Alexander dem Großen widmet. Denn der einstige König von Makedonien soll auf seinen Feldzügen höchstpersönlich in solch einer Quelle gebadet haben, die ihm Unsterblichkeit verlieh. Angetrieben von der Sehnsucht nach ewiger Glücksseligkeit machten sich im Spätmittelalter selbst Seefahrer auf die Suche, wie beispielsweise der Spanier Juan Ponce de León mit seiner Crew um 1513. Das Ziel: die »Quelle, die die Alten wieder verjüngen oder zu Jünglingen machen würde« in der Karibik zu finden. »Jene Geschichte wurde so eindringlich verbreitet, und durch die Indios jener Gegend bestätigt, dass der Hauptmann Joan Ponce, seine Leute und seine Karavellen mehr als sechs Monate lang unter großer Anstrengung zwischen jenen Inseln umherirrten, um diese Quelle zu suchen«, wird ein spanischer Historiker im Deutschlandfunk-Text »Auf der Suche nach der ewigen Jugend« zitiert. Fündig wurde er nicht.

Seit jeher suchen auch Alchemisten, Forscher und Wissenschaftler das Elixier für ewiges Leben. Die schlechte Nachricht: Die rettende Wunderpille oder die digitale Upload-Methode für die Seele wurden noch nicht erfunden. Die gute Nachricht: Mit dem richtigen Essen können wir unser Leben deutlich verlängern. Seit 1840 hat sich die Lebenserwartung laut Forschern des Max-Planck-Instituts für demografische Forschung in Rostock in jedem Jahrzehnt um zweieinhalb Jahre oder sechs Stunden pro Tag erhöht. Der Grund dafür ist laut der Deutschen Bundeszentrale für politische Bildung eine verbesserte Volksgesundheit – natürlich durch bessere hygienische Bedingungen und medizinischen

Fortschritt, aber auch durch ein »hohes Niveau der Nahrungsmittelversorgung«.

Eine norwegische Studie, die sich auf Daten zahlreicher Studien stützt, kommt zu dem Schluss, dass wir durch die richtige Ernährung sogar bis zu 13 Jahre länger leben können. Und das auch, wenn wir erst mittleren Alters damit beginnen: »Beispielsweise könnte eine durchschnittliche 40-Jährige aus den Vereinigten Staaten oder Europa mit einer durchschnittlichen westlichen Ernährung ihre Lebenserwartung voraussichtlich um zehn Jahre erhöhen, wenn sie ihre Ernährung ab diesem Alter optimiert«, wird Professor Lars Fadnes von der Universität Bergen in einer Pressemitteilung zitiert. Ein Mann, der mit 20 Jahren beginnt, sich ausgewogen zu ernähren, könnte seine Lebenserwartung sogar um bis zu 13 Jahre verlängern. Für alle die sich jetzt das kulinarische Geheimrezept für ein langes Leben wünschen, sei geschrieben: Hokuspokus steckt nicht dahinter. Die Altersforscher Valter Longo und Rozalyn Anderson fassen es im US-Fachmagazin *Cell* wie folgt zusammen: »Viele Hülsenfrüchte, Vollkornprodukte und Gemüse; etwas Fisch; kein rotes oder verarbeitetes Fleisch und sehr wenig weißes Fleisch; wenig Zucker und raffiniertes Getreide; gute Mengen an Nüssen und Olivenöl und etwas dunkle Schokolade.« Die Deutsche Gesellschaft für Ernährung gibt auf ihrer Internetseite ähnliche Empfehlungen. Abwechslungsreich sollte der Speiseplan zudem sein, auf dem sich etwa drei Portionen Gemüse und zwei Portionen Obst pro Tag befinden sollten. Fleischprodukte sollten die wöchentliche Menge von 300 bis 600 Gramm nicht überschreiten und bei Ölen und Eiweißen sollte man vermehrt zu pflanzlichen Varianten greifen. Am englischen Sprichwort »An apple a day keeps the doctor away« (deutsch: Ein Apfel pro Tag hält den Doktor fern) ist also wirklich etwas dran.

Chronisch Kranke erzählen: »Wir haben uns gesund gegessen«

Sabine Zimmer: »Trotz Arthrose schmerzfrei«

Wie viel die Wunderwelt unserer Lebensmittel bei einer kompletten Ernährungsumstellung sogar bei verschiedenen chronischen Krankheiten bewirken kann, zeigt etwa die Geschichte von Einzelhandelskauffrau Sabine Zimmer (62) aus dem nordrhein-westfälischen Herford. »Ich war Anfang dreißig, als mir zum ersten Mal gesagt wurde, dass ich an Arthrose leide«, erzählt sie mir im Interview. Arthrose ist ein starker Gelenkverschleiß, für den Sabine damals noch viel zu jung ist. Das Knorpelgewebe baut sich langsam ab, Zellen sterben, der Knochen wird zusätzlich zerstört. »Das hat zu einem schrecklichen stechenden Schmerz geführt«, sagt Sabine, »als würde eine Nadel tief in meinem linken Knie stecken.« In einem ambulanten Eingriff in Bielefeld bekommt sie eine Gelenkspiegelung im Knie: »Mein Gelenk sah aus wie eine fasrige, zusammengefaltete Gardine«, sagt sie. Der Orthopäde glättet die verformten Knorpel. »Danach waren die Schmerzen erst mal weg.« Aber sie kommen immer wieder. Auch ein zweiter Eingriff verschafft nur kurze Zeit Linderung.

Als sie mit einer Freundin eine Radtour macht, passiert es: »Ich habe mich verschalten und plötzlich einen nie da gewesenen, höllischen Schmerz im rechten Knie verspürt«, erinnert sie sich. Diesmal kann sie kaum noch laufen. Jede kleinste Bewegung tut weh. Wieder geht sie zum Orthopäden und bekommt die Diagnose: »Arthrose im vierten Stadium.« An manchen Stellen ist kaum noch Knorpelgewebe vorhanden. Der Arzt sagt: »Um ein künstliches Kniegelenk kommen sie nicht mehr herum.« Doch Sabine ist damals gerade erst 50 geworden. »Ich bin doch viel zu jung für solch einen Eingriff«, denkt sie und beginnt nach Alternativen zu suchen. »Relativ schnell habe ich einen Buchtipp von einer Bekannten bekommen.« Sabine liest *Arthrose – der Weg zur*

Selbstheilung (Nietsch, 2007) von Eckhard Fisseler. Sie beginnt sich mit der ganzheitlichen Arthrosetherapie (GAT) zu beschäftigen, stellt ihre Ernährung um und beginnt, Sport zu treiben. »Schon nach wenigen Wochen hatte ich keine Schmerzen mehr«, sagt Sabine, »das hätte ich nie für möglich gehalten!«

In der Arthrose-Selbsthilfegruppe in Herford bekommt sie an Themenabenden Hintergrundinformationen und Rückhalt, tauscht mit anderen Betroffenen Erfahrungen und Rezepte aus. Beate Oehlmann, Leiterin der Selbsthilfegruppe und Arthrose-Expertin erklärt: »Arthrose zählt zu den Eiweißspeicherkrankheiten, das heißt, Eiweißablagerungen in den Gefäßen versperren die Nährstoffzufuhr zu den Gelenken.« Deshalb lassen die Mitglieder der Gruppe Lebensmittel mit tierischem Eiweiß weg, ernähren sich nahezu vegan. »Außerdem begünstigen sauer zu verstoffwechselnde Lebensmittel Arthrose, weil das Calcium aus Knorpeln und Knochen zur Neutralisierung der Säuren abgebaut wird«, sagt Oehlmann, »raffinierte Produkte wie Backwaren aus Weißmehl und Zucker gehören neben Milchprodukten dazu.«

Morgens isst Sabine heute Obst, mittags häufig einen Rohkost-Salat und abends Kartoffeln und Gemüse. »Schwer fällt mir diese drastische Ernährungsumstellung nicht mehr«, sagt sie. »Am Anfang habe ich Käse sehr vermisst. Aber mit jeder kleinen Ausnahme kommen die Schmerzen zurück und ich bereue, dass ich gesündigt habe.« Will sie sich heute etwas Gutes tun, geht sie ins Fitnessstudio oder entspannt bei Ruhe-Übungen. »Das tut nicht nur der Seele, sondern auch unseren Knochen gut«, sagt Expertin Oehlmann. »Schulmediziner sagen zwar, Arthrose sei nicht heilbar, aber durch den ganzheitlichen Ansatz samt Ernährungsumstellung haben Tausende Betroffene tatsächlich keine Schmerzen mehr. Und wir sind überzeugt, dass sich dadurch Knorpel und Gelenkflüssigkeit erholen.« Heute hat Sabine 15 Kilo abgenommen und kann wieder schmerzfrei 70-Kilometer-Radtouren machen. »Dieses neue, tolle Lebensgefühl ist jeden Verzicht wert«, sagt Sabine, »ich bin glücklich, dass ich kein künstliches Kniegelenk mehr brauche!«

Tetje Mierendorf: »Altersdiabetes mit 33«

Dass die im Volksmund oft »Zuckerkrankheit« genannte Diabetes etwas mit Ernährung zu tun hat, ist den meisten Menschen klar. Es gibt zwei Typen der Erkrankung – und die Diabetes mellitus (Typ 2), bei der zu wenig Insulin gebildet oder die Wirkung dieses Hormons in den Zellen gestört ist, ist oft selbst verursacht. Nach der Coronapandemie hat die Anzahl von Kindern mit starkem Übergewicht in Deutschland stark zugenommen. Die Ursachen: Bewegungsmangel und Fehlernährung. Aus diesem Anlass sprach ich für den *Südkurier* mit einem Kinderarzt über Adipositas bei Kindern- und Jugendlichen. Jochen Sperling aus Wehr-

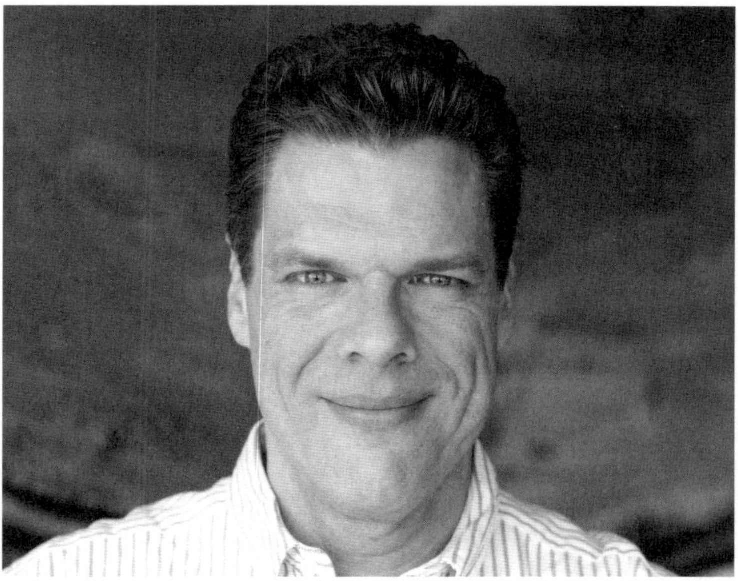

© Tanja Hall

Tetje Mierendorf

Brennet am Hochrhein sagte mir: »Übergewicht im Kindes- und Jugendalter zählt zu den gefährlichsten Krankheiten unserer Zeit.« Oft gebe es jahrelang keine Störung der Befindlichkeit. »Doch Bluthochdruck, eine Fettleber, Erkrankungen des Bewegungsapparates und nicht zuletzt Typ-2-Diabetes, also quasi eine angefressene Altersdiabetes bei Kindern, sind die Folgen, die mir in meinem Praxisalltag immer wieder begegnen.« Laut Robert-Koch-Institut steigt die Zahl der Neuerkrankungen an Typ-2-Diabetes bei Kindern- und Jugendlichen zwischen 11 und 17 Jahren seit Beobachtungsbeginn 2014 kontinuierlich.

Die Diagnose »Altersdiabetes« bekam 2005 auch der Hamburger Schauspieler Tetje Mierendorf – mit damals 33 Jahren! »Die Diagnose war ein Schock für mich, ich war doch viel zu jung«, sagt er. Doch rückblickend betrachtet bemerkte er erste Diabetes-Symptome schon mit elf Jahren während einer Dünen-Wanderung auf Klassenfahrt auf Sylt: »Mein Körper verlangte plötzlich meine ganze Konzentration, um noch gerade gehen zu können. Alles fühlte sich schlapp an, ich mochte nichts hören und sehen, das Denken war schwierig, und ich war nur auf die schnelle Zufuhr von Kohlenhydraten fixiert«, beschreibt er in seinem Buch *Halbfettzeit* (Gütersloher Verlagshaus, 2018). Sein Leben lang hat er stets ein, zwei oder auch fünf Rationen süßen »Proviant« im Gepäck. Geht vor Verabredungen noch schnell ein Maxi-Fastfood-Menü essen, um die Angst vor Hunger zu stillen und keine Unterzuckerung zu riskieren. Und auch nach der Schockdiagnose lebt er viele Jahre erst mal so weiter: Viel zu viel ungesundes Essen, Sport bleibt ein Fremdwort für ihn.

Sein Diabetologe verschreibt ihm damals Tabletten, die den Blutzucker regulieren und den Blutdruck senken sollen – und die Krankheit verliert erst einmal an Schrecken. Zu Spitzenzeiten wiegt Tetje Mierendorf rund 180 Kilo und spielt ulkige Hauptrollen in TV-Formaten wie »Mein großer dicker peinlicher Verlobter« (Sat. 1, 2004). »Wann immer irgendwo ein lustiger Dicker gebraucht wurde, war ich dabei«, schreibt Tetje. Heute weiß er: »Mein Körper war mein Alleinstellungsmerkmal. Beruflich wie privat hatte ich mich mein ganzes Leben lang durch meine Zwei-Meter-Körpergröße und mein massives Übergewicht definiert.« Mit seinem Dicksein haderte er deshalb auch nie.

Doch 2012 wurde seine Tochter Emma geboren und im selben Jahr starb auch noch Schauspielkollege Dirk Bach, der ebenfalls übergewichtig war. Beide Ereignisse beherrschten seither seine Gedanken. »Mir wurde bewusst, dass das irdische Leben begrenzt ist, denn wer dick ist, wird mit hoher Wahrscheinlichkeit krank, stirbt früher und kann nicht mehr für sein Kind da sein.« Als er 2014, im Alter von 42 Jahren, dann im Internet einen wissenschaftlich basierten Lebenserwartungstest macht und er das Ergebnis sieht, macht es endgültig Klick: »Ihre Lebenserwartung beträgt: 44 Jahre« steht da schwarz auf weiß. Und Tetje beschließt: »Ich will nicht mehr dick sein. Ich will leben!«

Auf der Suche nach psychologischer Hilfe in einer ausgewiesenen Adipositasklinik wird ihm sofort im Erstgespräch eine Magen-Bypass-OP nahegelegt – »ohne auf mein eigentliches Ersuchen auf psychologische Unterstützung einzugehen«, sagt Tetje im Interview mit mir. Er will aber keine schnelle Hilfe, sondern ganz tief buddeln, um sein Leben nachhaltig zu verändern: »Für ein dauerhaft schlankes Leben muss man nicht nur viel Aufwand betreiben, um die Gewohnheiten und die Ernährung umzustellen und Sport zu treiben. Die eigentliche Arbeit wartet vor allem im Kopf und in der Seele.« Mit dem Ziel, endlich Verantwortung für sein Leben, seine Gesundheit und seine Familie zu übernehmen, beginnt er, sich mit seinen innersten Beweggründen für das viele Essen auseinanderzusetzen, beginnt Sport zu treiben, stellt seine Ernährung um. Und der Erfolg gibt ihm recht: Tetje Mierendorf nimmt nicht nur auf Dauer fast 70 Kilo ab und motiviert heute als Speaker andere Menschen dazu, ihr Leben umzukrempeln, sondern er steht auch jetzt noch, ganz ohne Schwimmring und Schwabbel-Markenzeichen, auf Deutschlands Bühnen, wie 2022 und 2023 im Abba-Musical *Mamma Mia* in Hamburg. Und mit dem verlorenen Übergewicht ist auch sein Körper wieder gesund: »Ich habe zum Glück die Kurve gekriegt und für die Änderung meines Lebens so viel zurückbekommen […]: Meine Blutwerte sind 1A, mein Blutdruck ideal, mein Diabetes ist weg, ich nehme keinerlei Medikamente mehr ein und habe allein schon damit meine Lebenserwartung mehr als verdoppelt.«

Übergewicht und Bewegungsmangel gehören neben erblicher Veranlagung zu den Hauptursachen von Diabetes mellitus. Rund 46 Prozent der Teilnehmer der Studie *Diabetes Remission Clinical Trial* (2017) konnten ihre Diabetes-Symptome innerhalb von drei bis fünf Monaten durch gezielte Ernährungsumstellung in den Griff bekommen, und zwar desto schneller und effektiver, je mehr Gewicht sie verloren haben. Ähnliche Studien kommen zu ähnlichen Ergebnissen. Wissenschaftler wie der renommierte Chefarzt für Diabetologie und Direktor des Westdeutschen Diabetes- und Gesundheitszentrums Prof. Dr. Stephan Martin sprechen dabei nicht von Heilung, sondern von »Remission« und meinen dabei das Nachlassen oder sogar Verschwinden jeglicher Krankheitssymptome. Der Grund: Wer wieder zu seiner alten Ernährungsweise zurückkehrt, riskiert mit sehr hoher Wahrscheinlichkeit, wieder Beschwerden zu bekommen und erneut auf tägliche Medikamenteneinnahme angewiesen zu sein.

So sehr Essen die Macht hat, sich damit gesund zu essen, hat es eben auch die Macht, zu Krankheiten, Beschwerden und einer kürzeren Lebenserwartung beizutragen. In seinem Ratgeber *Diabetes zurück auf Null* (TRIAS, 2022) gibt zum Beispiel der Facharzt für Innere Medizin, Ernährungs- und Sportmedizin Dr. Johannes Scholl Tipps für den Alltag. Sein Credo: »Immer mehr

Menschen erkranken immer früher an Diabetes und noch immer wird bei der Behandlung vorwiegend auf Medikamente zurückgegriffen. Das muss nicht sein!«

Felix Dahlmanns: »Die Schuppenflechte ist weg«

Auch bei schlimmen chronischen Hauterkrankungen wie Schuppenflechte, Akne und Neurodermitis kann eine Ernährungsumstellung Wunder wirken. Für *BILD der FRAU* sprach ich 2015 mit der Heilpraktikerin Kirsten Gröling aus Hamburg: »Hautkrankheiten wie Neurodermitis haben häufig mit Veränderungen im Darm zu tun«, weiß sie, »eine Ernährungsumstellung ist oft der Schlüssel zur Genesung.« Die Expertin macht bei Betroffenen einen Bluttest, nimmt eine Stuhlprobe und findet ganz individuell heraus, auf welche Lebensmittel das Immunsystem negativ reagiert. »Gluten und Milcheiweiß verursachen bei darauf empfindlich reagierenden Menschen etwa Entzündungen im Darm«, weiß Gröling, »kleine Löchlein in der Darmwand, das so genannte Leaky-Gut-Syndrom, lassen dann ungefiltert auch Giftstoffe in den Körper strömen. Doch durch eine passende Ernährung und Mineralienzufuhr könne die Schleimhaut wiederaufgebaut werden.

Dass die richtigen Lebensmittel und eine ausreichende Flüssigkeitszufuhr quälende Hautprobleme heilen kann, wird leider noch von vielen Schulmedizinern vernachlässigt. Ähnlich wie Tetje Mierendorf, der bei seiner Diabetes-Diagnose Tabletten verschrieben und von seinem Diabetologen sogar die Worte »Machen Sie sich keine Vorwürfe, das ist nicht Ihre Schuld« zu hören bekam, und dem in der Adipositas-Klinik auf der Suche nach psychologischer Hilfe nur eine Magen-Operation angeboten wurde, ergeht es vielen: Symptome werden mit Pillen, Salben und invasiven Eingriffen bekämpft, anstatt dass Ursachenforschung betrieben wird. Mein Mann litt rund anderthalb Jahre lang an schmerzhaften Hautentzündungen, die ihm oft den Schlaf raubten. Seine

Hautärztin verschrieb ihm erst Cortisonsalben, riet dann zu einer operativen Entfernung – obwohl die Entzündungen an den verschiedensten Stellen am Körper kamen und gingen. Kurz vor einer vierwöchigen Auszeit in Sri Lanka verschrieb sie ihm zwei Breitbandantibiotika parallel – »als letzten Versuch vor der OP«. Er nahm brav die Tabletten, bis in die erste Woche unseres Urlaubs hinein. Die Beschwerden waren nach der Asien-Auszeit weg. Aber als Journalistin, die auch viel im Gesundheitsbereich schreibt, fragte ich mich, ob nicht auch die Ernährungsumstellung in der Ferne eine Rolle gespielt haben konnte. Immerhin hatte er im Büro über den Tag verteilt sicher sechs bis acht Cappuccino mit schaumiger Milch getrunken und im Urlaub nur noch zwei Tassen schwarzen Kaffee zum Frühstück. Zurück zu Hause sprach mein Mann die Möglichkeit bei seiner Hautärztin an – und bekam zur Antwort: »Ja klar, Kuhmilch hat eigentlich immer was mit Hautproblemen zu tun.« Warum hatte sie ihm diesen Tipp denn nicht schon vorher gegeben? Heute trinkt er Hafermilch-Cappuccino und ist absolut beschwerdefrei.

Ein Arzt, der die häufige Ursachenblindheit vieler Schulmediziner kritisiert und darüber einen Ratgeber geschrieben hat, ist Felix Dahlmanns aus München. Sein Schlüsselmoment: Als er noch als Student in einer Praxisphase in einer Klinik einen Patienten mit über und über trockener Haut gesehen hat, der mit fettigen Salben eingeschmiert wurde, statt mit wertvollem Wasser von innen versorgt zu werden. Er selbst litt viele Jahre an Schuppenflechte. Eigentlich als unheilbar eingestuft, aß und trank er sich selbst gesund. Heute möchte er sein erlerntes Wissen mit anderen teilen. Er sagt: »Unsere Haut ist wohl meist nur deshalb krank, weil unser Körper an einer anderen Stelle Probleme hat.« Die Haut sei ein »Spiegel der inneren gesundheitlichen Verfassung, nämlich von Darm, Leber, Nieren, Blut und Lymphsystem«. Gesunde Flüssigkeiten sind für ihn die Grundlage körperlicher Gesundheit – schließlich besteht ein gesunder Körper zu 70 bis 75 Prozent aus Wasser. Studien zeigen laut Dahlmanns aber, dass viele Menschen nur einen Wasseranteil von 50 bis 55 Prozent erreichen. Die Folge: chronische Dehydrierung der Zellen! Er empfiehlt, täglich 3,5 bis fünf Liter Zitronenwasser, Tees oder selbst gepresste Säfte aus Obst und Gemüse zu trinken – das seien Flüssigkeiten mit wertvollen Mikronährstoffen, die unsere Haut gesund, das Blut flüssig und den Stoffwechsel aktiv halten. Auf Fertigprodukte verzichtet er selbst komplett. Stattdessen rät Felix Dahlmanns dazu, auf dem täglichen Speiseplan »enorm viel von den richtigen Dingen hinzuzufügen« und meint damit pflanzliche Rohkost, Blechgemüse, Obst, Smoothies, Porridge oder knackige Salate.

Medizin aus dem Vorratsschrank

Auch in Alltagsakutsituationen können Lebensmittel wie Medizin wirken: Essiggurkenwasser gurgeln gegen Halsschmerzen, auf einer Nelke kauen bei Zahnschmerzen, eine heiße Milch mit Honig trinken bei nächtlicher Unruhe – wer kennt solche Hausmittel nicht? Meine Mama und Omas haben, als ich klein war, jedenfalls jede Menge davon angewendet. Und wenn einer von uns heute von Zahnwurzelschmerzen geplagt ist, gehe ich ebenfalls an den Gewürzschrank und hole das Nelkenglas heraus. Altes Naturwissen wird von Generation zu Generation weitergetragen. So manch ein geheimes Familienrezept mag nur der Fürsorge und Liebe wegen helfen – aber viele davon lindern Schmerzen, Entzündungen und Unruhe tatsächlich. Denn: Unsere Lebensmittel sind voller Mikronährstoffe und ätherischer Öle, die Entzündungen hemmen, antibakteriell wirken oder sogar Schmerzen lindern.

Das Spannende: Hausmittel aus dem Vorratsschrank gibt es in allen Kulturen dieser Welt. Hühnersuppe ist in unseren Breitengraden das Allheilmittel bei Erkältung – knapp ein Drittel der Europäer schwört bei Schniefnase und Grippesymptomen darauf. Und wissenschaftlich gesehen deutet vieles darauf hin, dass eine Schüssel der heißen Portion Mama-Liebe, auch wirklich hilft: Gemüse, Fett und Fleisch liefern Energie in Form von Fett und Kohlenhydraten, die den Körper kräftigen. Laut der Wissenschaftsjournalistin Ulrike Gebhardt gebe es außerdem »Anhaltspunkte dafür, dass Hühnersuppe die Aktivitäten einer Gruppe von Immunzellen, der neutrophilen Granulozyten, hemmt und somit antientzündlich wirkt«. In ihrem Text »Hilft die richtige Ernährung bei Erkältung?« (Spektrum.de, 2016) schreibt sie weiter: »Im Hühnerfleisch stecken außerdem Eiweißbausteine wie Cystein oder Carnosin, die als Antioxidantien wirken und ebenfalls Entzündungen hemmen sowie Körperzellen schützen können.« Wärmend ist die gute alte Hühnersuppe allemal. Das schätzen auch andere Kulturen und haben deshalb ebenfalls Suppen bei Erkältung im Hausmittelschrank: Das koreanische Pendant ist eine heiße Seealgensuppe. In Thailand schwört man bei Halsweh und Co. auf eine scharfe Tom-Yam-Suppe mit Zitronengras und Chili. Die Chilischoten unterstützen die Heilung zusätzlich: Ihre betäubende Wirkung wird in Form des enthaltenen Capsaicins beispielsweise auch in pflanzlichen Medikamenten genutzt.

Zutaten mit etwas Pepp und Schärfe scheinen als Hausmittel auf der ganzen Welt beliebt zu sein – Grund sind die enthaltenen Mikrostoffe, die oft wärmend, entzündungshemmend und antiviral wirken. In zahlreichen Rezepten findet man etwa Ingwer, (Meer) Rettich, Zwiebeln, Knoblauch, Pfeffer, Eukalyptus- oder Pfefferminzblätter. Bei Übelkeit und Lebensmittelvergiftung schwört man in der Türkei auf Knoblauchjoghurt (150 Gramm Joghurt und eine gepresste Zehe vermengen), bei Husten und Schnupfen gönnen sich Australier ein Eukalyptusdampfbad oder einen Eukalyptus-Pfefferminz-Tee mit Honig und Zitrone. In Marokko und Indien kocht man Wasser oder Milch mit Pfeffer auf, um sich von

Schleim, Husten und Halsschmerzen zu befreien. Und Ingwer gilt mittlerweile weltweit als Gesundmacher, der Immunsystem und Stoffwechsel anregt. Laut der Diplom-Ökotrophologin Karolin Höhl heizt uns scharfes Essen nicht nur ordentlich ein, sondern regt auch die Durchblutung und den Herzschlag an.

Je nachdem, welche Produkte die jeweilige Region zu bieten hat, werden auch echte Leckerbissen zu Hausmitteln. Die Autorinnen Karin Berndl und Nici Hofer haben einige davon in ihrem Buch *Pfefferwickel, Kurkumamilch & Co.: Traditionelle Hausmittel aus aller Welt* (Eden Books, 2019) zusammengefasst: Gegen Verstimmungen und Husten soll in Mittelamerika etwa das »Getränk der Götter«, bestehend aus zwei Teelöffeln Rohkakaopulver, einem halben Teelöffel Kakaobutter, einer Banane und 250 Milliliter Wasser helfen. In Sri Lanka machen versierte Großmütter Hustenbonbons aus Kokosöl, Honig und dem erntefrischen Ceylon-Zimt selbst. Gegen Gelenkentzündungen und Grippesymptome soll in Indien würzige Kurkumamilch mit Kardamom, Ingwer, Zimt und einer Prise Pfeffer helfen. In Südfrankreich, wo die Stauden durch das mediterrane Klima gut gedeihen, trinkt man Süßholztee bei Bronchitis. Und im Whisky-Land Schottland, wie sollte es anders sein, schwört man auf den »Hot Toddy« als Erkältungsmittel – bestehend aus Whisky, frischem Zitronensaft, Zimt und Honig.

Und noch ein Wunderprodukt unserer Natur zeigt, dass gesund nicht immer schlecht schmecken muss: Honig. Zahlreiche Studien der letzten Jahre belegen die heilsame Wirkung, und zwar in den verschiedensten Einsatzgebieten: Wissenschaftler der Universität Oxford belegten in einer Metaanalyse, dass Honig Hustensymptome verbessert und auch die Dauer um zwei bis Tage senken kann, weil er Sekrete in den Atemwegen verflüssigt – und ist dabei sogar wirksamer als gängige Medikamente aus der Apotheke. In der Wundheilung wird Honig weltweit eingesetzt, weil er eine reinigende und antibakterielle Wirkung hat. Die Deutsche Gesellschaft für Krankenhaushygiene erklärt das auf ihrer Website durch den hohen Zuckergehalt des Naturprodukts, wodurch »Zelltrümmer und Bakterien aus der Wunde geschwemmt« werden. Und auch vorbeugend kann das Bienenprodukt gesund halten: Wer täglich zwei Esslöffel Honig zu sich nimmt, stabilisiert laut einer österreichischen Ernährungsstudie sein Immunsystem, verbessert nachhaltig den Schlaf, die Leistungsfähigkeit, die Verdauung und senkt auch die Häufigkeit von Kopfschmerzen und Muskelkrämpfen.

Die heilsame Wirkung von Bienenprodukten ist nicht nur international bekannt – rund um die süßen Muntermacher hat sich sogar eine noch recht neue medizinische Richtung entwickelt: die Apitherapie (von »Apis«, lateinisch »Biene«). Dr. Stefan Stângaciu ist Familienmediziner, Generalsekretär der International Federation of Apitherapy und Honorarpräsident des Deutschen Apitherapiebundes. In unserem Skype-Gespräch für *BILD der FRAU* erklärte er die Wirkung von Honig so:

> »Unsere Zellen sind unglaublich komplex, wie ein eigenes Universum, in dem sich jede Minute Hunderttausende chemische Reaktionen abspielen. Während gängige Medikamente oft auf nur einer Substanz basieren, liefert Honig mehr als 2 000 Substanzen, wie Kohlenhydrate, Enzyme, Aminosäuren, Vitamine, Mineralstoffe, ätherische Öle und sekundäre Pflanzenstoffe, die unsere Zellen nähren, reinigen, schützen und aktivieren.«

Die Wirksamkeit unterscheidet sich von Honig zu Honig. Beim Kauf sollte man laut Stângaciu auf erhitzten Honig aus dem Supermarkt verzichten und lieber kristallisierten Honig, der auch nach den jeweiligen Blüten schmeckt, direkt beim Imker auf dem Wochenmarkt kaufen. Kastanien- und Thymianhonig wirken beispielsweise stark antibakteriell, Waldhonig enthält mehr Mineralstoffe als andere Sorten, Lindenblüten- und Lavendelhonig wirken durch die enthaltenen ätherischen Öle beruhigend und krampflösend. »Die Wirkung von Honig, etwa bei Magen-Darm-Infekten, erfolgt sofort«, sagt der Mediziner, »das ist erstaunlich und passiert deshalb, weil die Wirkstoffe durch den hohen Zuckergehalt direkt ins Blut gelangen, den Körper mit Energie und Herz wie Darmmuskulatur schnell mit Sauerstoff versorgen!«

14. These: ESSEN IST … GEISTIGE GESUNDHEIT

Von labberigem Brot und Krankenhauskoller

»Im Krankenhaus befindet sich jeder in einer besonderen Situation. Auf das Essen freuen sich trotzdem die meisten«, schreibt das baden-württembergische Landeszentrum für Ernährung auf seiner Internetseite. Warum ist Krankenhausessen dann oft so verdammt schrecklich? Meine Mutter bekam im Dezember 2021 eine neue Herzklappe – der Beginn einer monatelangen Odyssee durch fünf verschiedene Krankenhäuser und Rehakliniken. Von der OP erholte sie sich schnell. Aber: Für ihre Seele war diese Zeit die größte Herausforderung. Eines der Hauptprobleme: In fast jedem Krankenhaus war das Essen grauenhaft. »Labberiges Brot, verkochtes Gemüse, billige Wurst, Käse, der nach nix schmeckt – ich kann es nicht mehr sehen«, hat sie oft abends am Telefon gestöhnt. Wenn ich sie an den Wochenenden besuchte, brachte ich ihr deshalb haltbaren Hartkäse, knuspriges Brot vom regionalen Bäcker und jede Menge Orangen, Trauben und Gummibärchen mit, als Nervennahrung. Als sie nach drei Monaten endlich in die Klinik in meinem Ort verlegt wurde, brachte ich ihr so oft wie möglich Fleischküchle, Pasta al dente oder frisch zubereitetes Thunfischcurry mit gebratenen Bananen mit – ihr Lieblingsgericht seit Kindheitstagen. Der Krankenhauskoller war passé, die Laune zumindest für diesen Tag gerettet! Wie der deutsche Schriftsteller Peter Maiwald einst gesagt haben soll, gilt: »Das mit der Faust auf den Tisch schlagen nimmt ab, wenn er gedeckt ist« – und zwar mit guten, gesunden, vielseitigen Speisen, die unseren Körper nähren und unsere Seele wärmen!

Das durchschnittliche Budget für das Essen pro Patient und Tag beträgt laut dem Deutschen Krankenhausgesellschaft sechs Euro – damit müssen, Frühstück, Mittagessen, Abendessen, Getränke und eventuelle Zwischenmahlzeiten abgedeckt werden. Im Dezember 2022 haben Vertreter von Ärzte- und Wissenschaft das in einem offenen Brief kritisiert und das Bundesgesundheitsministerium dazu aufgefordert, sich für eine gesündere Ernährung in Krankenhäusern einzusetzen. Darin heißt es: »Dieser viel zu niedrige Betrag lässt keinerlei finanziellen Spielraum für die notwendige Erhöhung der Qualität von Speisen.«

Die Deutsche Gesellschaft für Ernährung (DGE) mahnte in ihrem DGE-Ernährungsbericht 2019 sogar, dass Studien zeigen, dass in deutschen Klinken rund 30 Prozent der Patienten mangelernährt sind. Und das auch deshalb, weil nur rund jede zehnte deutsche Klinik eine professionelle Ernährungsfachkraft beschäftigt. Das Fazit der DGE: »Im europäischen Vergleich schneiden deutsche Einrichtungen hinsichtlich standardmäßig vorhandener Ernährungsstrukturen deutlich schlechter ab.« In den USA zeigen Studien ähnliche Ergebnisse. Der US-Onkologe Declan Walsh nennt das Ernährungsproblem in Kliniken in einem Forschungsbericht den »Elefanten im Raum«. Alle wüssten, dass er da ist – doch niemand kümmere sich so richtig um ihn. Bereits 2003 gab der Europarat in einer Resolution eine lange Liste mit Empfehlungen zur Verbesserung der Ernährungssituation in Gesundheitseinrichtungen heraus. Das Problem ist also nicht neu und auch nicht unbekannt. Doch laut dem Recherche-Portal »MedWatch«, das dieses Thema immer wieder behandelt, teilte das Bundesgesundheitsministerium im Januar 2022 auf Anfrage mit, dass es zur Umsetzung dieser Empfehlungen »keine Erkenntnisse« habe, und ergänzte: »Für die Verpflegung im Krankenhaus sind die Kliniken im Rahmen ihrer Organisationshoheit selbst verantwortlich.« Dass die Ausgaben für Ernährung in Spitälern aber in das Abrechnungssystem (DRG) unter »Nicht-medizinische Leistungen« eingegliedert sind und somit in Konkurrenz mit zwölf weiteren Kostenbereichen wie der Wäscheversorgung, der Aus- und Weiterbildung von Fachpersonal und der Finanzbuchhaltung stehen, sahen die Vertreter von Ärzte- und Wissenschaft in ihrem offenen Brief 2022 als Hauptgrund für den Notstand: »Durch die steigenden Personal- und Lebensmittelkosten sinkt der Wert des verfügbaren Betrags für die Ernährung kontinuierlich, sodass vor allem die Qualität der Ernährung in Krankenhäusern leidet.« Und auf diese Kostenstrukturen hätte das Bundesgesundheitsministerium eben doch Einfluss.

Wenn man bedenkt, dass Essen geistige und körperliche Gesundheit wesentlich beeinflusst, ist das ein echtes Armutszeugnis für Deutschland. Christiane Stangier, die im Hospiz in Baden-Baden sterbenskranke Menschen ihre letzten kulinarischen Wünsche erfüllt (siehe: Essen ist … Abschied), sagt: »Essen ist das Wichtigste, was wir haben – bis zum Schluss!« Und eigentlich weiß doch schon jedes Kind, dass bei Kummer, Krankheit oder Frust ein Seelenessen die Macht hat, uns gutzutun – und ein bisschen zu heilen!

Beim Essen dreht sich alles um Gehirnfutter

Erinnern wir uns an den Vergleich von Schimpansen und Menschen im Kapitel »Essen ist … Menschsein«. Durch das Kochen konnten Menschen plötzlich Nahrung für schlechte Zeiten haltbar machen, sich vielfältiger ernähren – und mussten nicht mehr die Hälfte des Tages mit Essenssuche und Kauen verbringen. Dadurch verbesserte sich unsere Überlebenschance enorm. Und Forschungsergebnisse zeigen, dass durch den vielseitigeren Speiseplan auch unsere Gehirne gewachsen sind und wir uns erst zu der höchstentwickelten Spezies des Planeten entwickeln konnten. »Obwohl das Gehirn bei uns nur zwei Prozent unseres Körpergewichts ausmacht, benötigt es 20 Prozent der gesamten in Ruhe verbrauchten Energie«, schrieben brasilianische Wissenschaftler in einem Forschungsbericht 2012 und berechneten, wie viel ein Gorilla essen müsste, um ein vergleichbares Gehirn mit genügend Energie zu versorgen. Das Ergebnis: »Ein Gorilla müsste demnach jeden Tag mehr als zwei Stunden länger fressen [...]. Da der Gorilla aber jetzt schon 80 Prozent seines Tages mit Fressen verbringe, sei das unmöglich.«

Fakt ist: Unsere Nahrungsaufnahme hat großen Einfluss auf unser Gehirn. Wer hungert, kann nicht richtig denken. Forscher der Universität Edinburgh haben 2022 sogar entdeckt, dass das Gehirn so etwas wie einen Energiesparmodus hat. In einem Experiment mit Mäusen wurde untersucht, wie sich Nahrungsmangel auf das Gehirn auswirkt. Und durch Neuronenmessungen konnte nachgewiesen werden, dass das Gehirn bei Hunger visuelle Signale nicht mehr richtig transportierte: Die Mäuse konnten nicht mehr richtig sehen. In den 1940er-Jahren untersuchte auch der amerikanische Ernährungswissenschaftler Ancel Keys, wie sich Hunger langfristig auf Menschen auswirkt. Dafür ließ er 36 Versuchspersonen drei Monate lang nur noch die Hälfte der für den Körper nötigen Kalorien aufnehmen. Sozialer Rückzug und Teilnahmslosigkeit waren die psychischen Folgen: »Der Hunger überdeckte alles, sie interessierten sich nur noch für Dinge, die mit dem Essen zu tun hatten. Einige träumten sogar von Kannibalismus.«

Bei medizinischen Untersuchungen wird klar, dass bei längerem Nahrungsmangel Fett, Muskeln und sogar Organmasse abgebaut wird. Das Erstaunliche: »Jedes Organ schrumpft während starken Hungers auf etwa die Hälfte seines ursprünglichen Gewichts, bis der Tod eintritt. Nicht so das Gehirn: Es nimmt maximal um zwei bis vier Prozent ab«, sagt Joachim Gardemann, Professor für Humanbiologie und humanitäre Hilfe an der Fachhochschule Münster, in einem Interview mit der Deutschen Welle. Das Gehirn ist unsere Schaltzentrale, in der Milliarden von Nervenzellen ständig miteinander kommunizieren, um uns am Leben zu halten. Und es »steuert den Stoffwechsel so, dass es selbst überlebt«. Alle Körperfunktionen nehmen ab: Die Herzfrequenz, der Blutdruck, die Körpertemperatur – und die Eiweiße aus den schrumpfenden Organen werden zu »Gehirnfutter« umgewandelt, so der Humanbiologe. Alles dreht sich schlussendlich um das Überleben des Gehirns, weil diese Schaltzentrale uns theoretisch durch Hungersignale sagt: »Geh jagen, sammeln und iss etwas!« Weil aber selbst der Herzmuskel am Ende zu Gehirnfutter wird, sterben hungernde Menschen schließlich an Organversagen.

Zum Glück kennen wir richtigen Hunger in Deutschland, Österreich und der Schweiz nicht mehr. Aber die Forschungsergebnisse zeigen, wie wichtig Essen auch für unser Gehirn und unsere geistige Gesundheit ist. »Der Geist ist denselben Gesetzen unterworfen wie der Körper: Beide können sich nur durch beständige Nahrung erhalten«, soll der französische Philosoph Luc de Clapiers schon im 18. Jahrhundert gesagt haben. Und nicht nur die Kalorienmenge, sondern auch was wir essen, hat Einfluss auf unsere Denkleistung: 2021 fanden Forscher der Ohio State Universität heraus, dass stark verarbeitete Lebensmittel wie Tiefkühlpizza, Wurstwaren, Kartoffelchips und Co. Gedächtnisprobleme verursachen können. Beim Versuch an Ratten, die vier Wochen lang nur noch mit Convenience-Food gefüttert wurden, konnten besonders bei älteren Tieren Entzündungen im Gehirn und Anzeichen von Gedächtnisverlust festgestellt werden. Die gute Nachricht: Tiere, die zusätzlich mit wertvollen Omega-3-Fettsäuren gefüttert wurden, hatten keinerlei Symptome. Diese stecken zum Beispiel in Nüssen, Leinsamen, Olivenöl, Sojabohnen und fettem Seefisch. Dieses »Brain Food« wirkt sich positiv auf das Zusammenspiel der Nervenzellen aus. Aber auch Vitamine und Mineralstoffe halten das Gehirn gesund: Vitamin C (zum Beispiel in roter Paprika oder Brokkoli) macht uns stressresistenter, B-Vitamine verbessern die Nervenimpulsübertragung im Gehirn (zum Beispiel B1 in Vollkornprodukten, B2 in Milchprodukten und B12 in Fleisch, Fisch und Eiern), Aminosäuren wirken als Botenstoffe im Hirn und fördern so den Informationsfluss (vor allem in Fisch, Meeres- und Hülsenfrüchten). Wenn wir uns also ausgewogen ernähren und dann auch noch genügend trinken und schlafen, steht einem gesunden Hirn nichts mehr im Weg: Genügend Wasser ist wichtig, damit Blut und Gehirnflüssigkeit (Liquor) fließen und unsere Gehirnzellen mit Sauerstoff versorgen können. Ausreichend Schlaf sorgt für die Reinigung und Regeneration unserer Zellen und der Zellzwischenräume im Gehirn.

Du fühlst, wie du isst

»Okay, wer von euch Vollpfosten hat mein Deo geklaut«, donnert Hollywoodschauspielerin Joan Collins wütend durch eine Männerumkleidekabine. »Tim, iss' ein Snickers. Immer wenn du hungrig bist wirst du zur Diva«, sagt ein Sport-Kumpel in beruhigendem Ton und reicht der aus dem »Denver-Clan« als intrigantes Biest bekannten TV-Legende einen Schokoriegel. Ein Biss – und zack: Aus Joan Collins ist ein netter Typ von nebenan geworden, der freundlich grinst und »Besser!« sagt. Der Slogan hinter diesem kultigen Werbespott von 2012: »Du bist nicht du, wenn du hungrig bist. Snickers – und der Hunger ist gegessen.«

Dass Kohlenhydrate als Nervennahrung gelten, ist allgemein bekannt. Mit Essen im Bauch sind wir zufriedener. Schon Ausnahmewissenschaftler Albert Einstein soll gewusst haben: »Ein leerer Magen ist ein schlechter Ratgeber.« Beim hungrig Einkaufen landen mehr Produkte im Wagen – und zwar egal ob es sich um Lebensmittel oder Elektroartikel handelt, in Streitgesprächen eskaliert es hungrig schneller, weil wir laut dem Sozialpsychologieprofessor Viren Swami von der Anglia Ruskin Universität in Cambridge reizbarer sind. Im englischen Sprachraum hat sich dafür sogar das Wort »hangry« entwickelt, das sich aus »hungry« (hungrig) und »angry« (wütend) zusammensetzt. Und: Sogar vor Gericht kann es eine Rolle spielen, ob der Richter vor der Urteilsverkündung gegessen hat oder nicht. »Hungrige Richter fällen härtere Urteile«, titelte beispielsweise welt.de 2011. In einer Studie hatten sich israelische Forscher 1 100 Gerichtsverhandlungen genauer angeschaut und dabei die Frühstücks- und Mittagspausen der Richter berücksichtigt. Das Ergebnis: Urteile unmittelbar nach Essenspausen fielen besonders milde aus. »Danach nahm das richterliche Wohlwollen fortschreitend bis zur nächsten Pause ab. Kurz vor dem Mittagessen erreicht die Güte der Justiz den absoluten Tiefpunkt – die Richter lehnten in annähernd allen Fällen das Anliegen des Häftlings ab«, fasst Journalistin Danielle Bengsch die Studienergebnisse zusammen. Was die Richter zu sich nahmen, wurde dabei nicht berücksichtigt.

Schon die Überschrift eines meiner ersten Artikels für die Lokalzeitung *Südkurier* lautete »Spaghetti trösten«. Die E-Jugend-Kicker des SC Lauchringen konnten im Sommer 2009 wochenlang nicht mehr richtig schlafen, weil ein Freundschaftsspiel gegen die renommierten Profi-Junioren des Grasshopper Clubs Zürich anstand. Sie kämpften damals bis zum Schluss, sprinteten den Gegnern hinterher, hielten Bälle, trugen kleine Blessuren vom Spielfeld – und verloren schließlich trotzdem haushoch mit 1 zu 16. Nach dem Spiel lagen die Jungs frustriert und mit knallroten Köpfen im Gras. Wirklich herzzerreißend war der Anblick der jungen Spieler damals: Tränen der Erschöpfung und des Frustes liefen ihnen über die Wangen. Doch dann gab es Spaghetti und Eis, alle saßen an einem gemeinsamen Tisch im Vereinsheim, plapperten, erinnerten sich an das aufregende Spiel – und Kummer und Rivalitäten waren vergessen.

Im Alltag haben Süßes und eine ordentliche Portion Kohlenhydrate in Form von Spaghetti mit Tomatensoße und viel Käse eben tatsächlich das Potenzial, kleine Seelenwunden zu heilen und die Nerven zu beruhigen. Britische Forscher der Universität Warwick kamen 2019 in einer Metaanalyse aus verschiedenen Studien aber zu einem anderen Ergebnis: »Entgegen der gängigen Annahme hebt Zucker nicht die Laune. Womöglich ruft er sogar eher schlechte Gefühle hervor.« Wissenschaftler des Londoner University Colleges bestätigen diesen Verdacht und belegten einen Zusammenhang zwischen langjährigem Zuckerkonsum und psychischen Krankheiten wie Angststörungen und Depressionen. Der Verzehr von Kohlenhydraten »kann Angstzustände verstärken, da durch sie der Blutzuckerspiegel schnell ansteigt und genauso schnell wieder abfällt. Ein niedriger Blutzuckerspiegel kann zu Reizbarkeit, Müdigkeit und Angstzuständen führen«, heißt es auf der Internetseite des psychologischen Beratungsdienstes Beavivo. Die gute Nachricht: Dieselben Lebensmittel, die durch Omega-3-Fettsäuren, Vitamine und Mineralien als »Brain Food« die Denkleistung stärken, haben auch Einfluss auf unser Gemüt – weil sie die Nerven beruhigen und optimal arbeiten lassen.

15. These: ESSEN IST … MÄNNERSACHE?

Alleine unter Männern

In einem rund 500 Jahre alten Gebäude in Sulzburg im Markgräflerland, auf dem in goldenen Lettern der Name »Hirschen« prangt, bricht eine Köchin Rekorde: Douce Steiner. Sie war über zehn Jahre lang die einzige Zwei-Sterne-Köchin Deutschlands, hält die begehrten Trophäen bereits seit 2012 und sagt: »Nicht nur in der Gastronomie, sondern in fast allen Berufsfeldern sind weniger Frauen in Führungspositionen.« Natürlich habe das auch damit zu tun, dass Spitzenpositionen schlechter mit der Familienplanung vereinbar sind und Frauen ihre Karrierepläne oft hinter dem Babywunsch anstellen. Aber sie selbst hat eine mittlerweile erwachsene Tochter und weiß: »Wenn man ein eigenes Restaurant im Wohnhaus hat, ist es einfacher. Sie ist hier im ›Hirschen‹ aufgewachsen; weil mein Mann und ich beide in der Küche stehen, waren wir im Prinzip so jederzeit für sie verfügbar!« Justine Steiner hat das nicht etwa geschadet oder abgeschreckt: Sie hat 2021 sogar selbst ihre Kochausbildung im elterlichen Betrieb abgeschlossen. »Sie möchte jetzt erst mal die Welt entdecken und wird dann sehen, ob sie irgendwann in unsere Familientradition einsteigen wird«, sagt Douce Steiner, »und das ist auch gut so – sie soll einfach glücklich werden!«

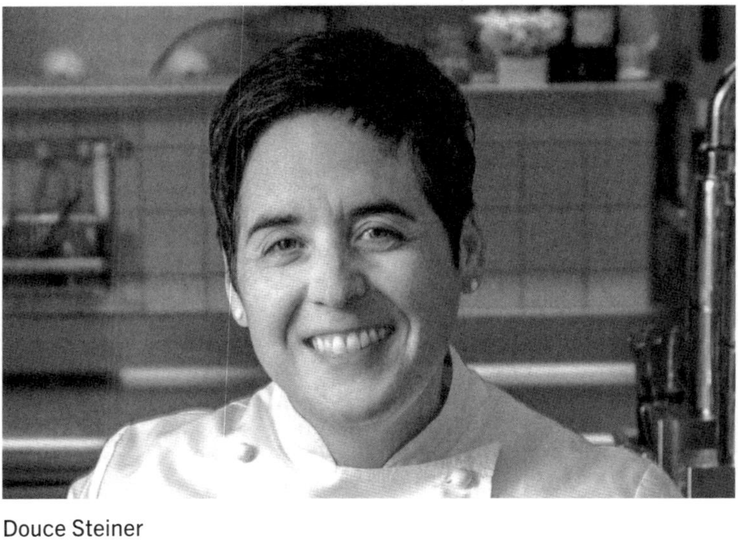

Douce Steiner

Heute ist Douce Steiner ihre eigene Chefin und bildet jedes Jahr Kochnachwuchs aus. Doch besonders in ihren frühen Jahren musste die Spitzenköchin ganz schön kämpfen: Obwohl sie jahrelange Erfahrung aus dem Zwei-Sterne-Restaurant ihres Vaters Hans-Paul Steiner mitbrachte, fand sie keine externe Lehrstelle. Sie absolvierte deshalb die Kochausbildung bereits im »Hirschen«. »Ein Sternekoch sagte mir auf eine Bewerbung hin damals ganz direkt, dass er keine Frauen einstellt«, erinnert sie sich. Doch sie gibt trotzdem nicht auf. Ergattert nach der Ausbildung Lehrjahre beim französischen Drei-Sterne-Koch Georges Blanc in Vonnas, beim Zwei-Sterne-Koch Fritz Schilling in den »Schweizer Stuben« in Wertheim und bei der Koch-Legende und dem 25-fachen Drei-Sterne-Koch Harald Wohlfahrt in der »Schwarzwaldstube« in der Traube Tonbach in Baiersbronn. In all den Jahren in der männerdominierten Küche muss sie sich immer wieder behaupten, wird oft spöttisch gefragt, warum sie denn nicht am heimischen Herd koche: »Eine Frau gehört nicht in die Spitzengastronomie« – so die Meinung vieler männlicher Kollegen damals. »Der Ton in der Küche ist nicht nur im Kochfernsehen, sondern tatsächlich rau und laut«, sagt Steiner, »alleine, teilweise unter 45 Männern, musste ich schnell lernen, wie man schlagfertig kontert.«

So ging es auch der Luxemburger Sterne- und Fernsehköchin Léa Linster (ZDF-Küchenschlacht und Fernsehgarten). 1989 gewann sie als erste und bisher einzige Frau der Welt den renommierten internationalen Kochwettbewerb »Bocuse d'Or«. Seither unterstellt man ihr, dass sie mit dem französischen Ausnahmegastronom Paul Bocuse geschlafen hat, um den Wettbewerb zu gewinnen. In einem Interview bei »Tietjen talkt« (NDR, 2011) reagierte sie auf die Anschuldigung mit Humor, denn das sei die beste Waffe: »Klar, aber er war so ein guter Liebhaber, dass ich es auch ohne den Preis getan hätte.«

»Männer haben es nicht so gerne, wenn Frauen an ihnen vorbeiziehen«, sagt Madeleine Jakits vom *Feinschmecker*-Magazin, die mit vielen Frauen in der Gastroszene über dieses Thema gesprochen hat. Und zahlreiche Studien beweisen: Frauen müssen im Beruf mehr leisten, um in ihren Fähigkeiten ernst genommen oder überhaupt erst als Bewerberin für einen Job in Betracht gezogen zu werden. Dass Léa Linsters Können auf eine vermeintliche Affäre mit Paul Bocuse reduziert wird, ist schlicht Sexismus. Und laut der veganen Köchin Sophia Hoffmann aus Berlin kommt die Reduzierung auf das Geschlecht in Form von verbalen Äußerungen oder körperlichen Übergriffen fast überall vor: »Ich kenne keine Frau, die die klassische Ausbildung durchlaufen hat und das nicht erfahren hat. […] Da ist die Quote, glaube ich, bei 100 Prozent«, sagt sie im Deutschlandfunk-Interview. Doch darüber zu sprechen und die Probleme so sicht- und greifbar zu machen ist wichtig. Hoffmann engagiert sich im von 2017 bis 2023 existierenden »Feminist Food Club«, der über 700 Frauen aus der Food-Branche als Mitglieder zählte. Das selbst ernannte Ziel des Netzwerks: »Eine integrativere, vielfältigere, unterstützende und nachhaltigere Gastronomie zu schaffen.« Leider scheint er bereits Geschichte zu sein. Doch die Tatsache, dass es noch weitere Vereine gibt, die sich gezielt den Frauen der Gastrobranche widmen, zeigt: Das Thema ist relevant! Das »Frauennetzwerk Foodservice« veranstaltet beispielsweise jährlich ein Branchenforum für Frauen, um »durch qualitative Begegnungen und Impulse gemeinsam zu lernen und zu wachsen.« Und auch Stephanie Bräuer, die mit dem Münchner Spitzenkoch Bobby Bräuer verheiratet ist, hat mit den »Culinary Ladies« ein Netzwerk geschaffen. Sie sagt: »Ich möchte vor allem, dass wir Frauen mit einem ganz eigenen Selbstbewusstsein unseren eigenen Erfolgsweg finden. Und dann auch selbstbewusst damit an die Öffentlichkeit gehen.« Die gute Nachricht: Seit der *Guide-Michelin*-Ausgabe 2024 gibt es eine weitere Zwei-Sterne-Köchin in Deutschland: Rosina Ostler hat die Auszeichnung als Küchenchefin im Restaurant »Alois« in München erkocht. Und schaut man genauer hin, gibt es neben vielen unentdeckten mindestens noch eine Spitzenköchin, die maßgeblich zu einer Zwei-Sterne-Auszeichnung beigetragen hat: Julia Anna Leitner ist Küchenchefin im renommierten Dessert-Restaurant »CODA« in Berlin und hält gemeinsam mit dem in den Medien weitaus präsenteren René Frank bereits seit 2020 den Titel.

Raue Brise unter der Dunstabzugshaube

Der britische Koch Gordon Ramsay ist wohl das bekannteste Beispiel für rauen Ton in der Küche: Schimpfworte, Beleidigungen und Erniedrigungen brüllt er seinen Schützlingen in seinen TV-Sendung »Hells Kitchen«, »Kitchen Nightmares« oder »Next Level Chef« seit über 20 Jahren vor laufenden Kameras entgegen – und lässt ab und an sogar die geballte Faust mit voller Wucht auf einen falsch gegarten Lachs donnern oder schmettert unperfekte Zutaten samt Teller scheppernd gegen die Küchenwand. Er sagt: »Fluchen ist eine Branchensprache. Solange wir leben, wird sich daran nichts ändern.« Bei der Deutschen Sat.1-Sendung »The Taste« ist vor allem Sterne-Koch und Juror Frank Rosin mit seiner Ruhrpottschnauze bekannt für Gefühlsausbrüche. Er fällt nicht nur knallharte Urteile für das mit Liebe selbst gekochte Essen (»Das schmeckt wie alte Socken mit Mayo«), manchmal schreit er seine zitternden Kandidaten auch so laut an, wie ein Mensch nur schreien kann. Die Folge: noch mehr Zittern, noch mehr Schweißperlen – und noch nie ein Sieg für einen seiner Kandidaten in 13 Staffeln »The Taste«. So viel sei gesagt: Am häufigsten gewonnen hat bisher Juror und Sternekoch Alexander Herrmann, der seine Kandidaten im richtigen Moment lobt und – wenn die Nerven blank liegen – gekonnt durchatmen lässt und zur Ruhe bringt.

Auch bei »Kitchen Impossible« sind Worte wie »Verdammte Fickscheiße« oder Drohungen wie »Ich bring' Dich um« oft zu hören. Seit Staffel 7 (2021) wird im Vorspann von Tim Mälzers Kochformat sogar gewarnt: »Die folgende Sendung bringt Köch:innen in extreme Situationen. Wenn im Eifer des Gefechts vereinzelt die Wortwahl darunter leidet, bitten wir dies zu entschuldigen.« Die einen Zuschauer lieben es, die anderen schalten vermutlich einfach nicht ein.

Für schwache Nerven scheint der Job zwischen Gasherd, Dunstabzugshaube und Schockfroster wirklich nichts zu sein. Und nicht nur Fernseheindrücke, sondern auch Alltagsberichte unterstreichen das: Profi-Vegan-Koch Timo Franke etwa, der nach seiner Kochausbildung ebenfalls in Deutschlands bekanntestem Drei-Sterne-Haus, der »Schwarzwaldstube«, mitgekocht hat, erzählt im Food-Podcast »Foodie & Brudi«: »Ich war gerade 18 Jahre alt. [....] Da stehst du dann neben Harald Wohlfahrt – einer meiner Popstars, einer meiner Heroes.« Als Franke eines Tages unter dem strengen Blick des Patrons Teller anrichten sollte und es ihm nicht so recht gelang, blickte Wohlfahrt ihn an und soll gesagt haben: »Gehen Sie auf Toilette, scheißen.« Für den Jungkoch ist das damals einer der prägendsten Sätze seiner Lehrjahre. Ehrfürchtig will er in Richtung WC loslaufen, doch Wohlfahrt ruft: »Bleiben Sie hier, schauen Sie zu und lernen.« Nach einigen Minuten darf Timo Franke wieder Teller anrichten. Doch als Wohlfahrt mit dem Ergebnis erneut nicht zufrieden gewesen sein soll, soll er ihm eine heiße Nudel an die Backe geworfen haben. »Da wusste ich: Ich muss mich wieder mehr konzentrieren«, sagt Franke. Andere berichten von Bratpfannen, die durch Küchen fliegen, von mutwillig zugefügten Brandwunden bei Fehlern und wüsten Beschimpfungen – vor allem während der Servicezeiten. Der Restaurant-Reporter-Blog hat sich 2015 in einem Artikel der Frage gewidmet: »Kochausbildung: Ist es wirklich so schlimm?« Mehrere Jungköche berichteten von ihren Ausbildungsjahren, wie etwa Onur Baki. Er erzählt zunächst von guter Stimmung beim gemeinsamen Frühstück. Dann folgte der Schichtbeginn: »Alle wechselten von ihrem normalen zu einem aggressiven und respektlosen Verhalten und warfen nach ihrer Rangfolge in der Küche mit Befehlen um sich. Der Ton in der Küche war sehr laut, respektlos und erniedrigend.« In jungen Jahren sei es schwer gewesen, damit umzugehen. 14 Stunden Arbeit an fünf bis sieben Tagen pro Woche seien zudem keine Seltenheit. Ein anderer anonymer Jungkoch erklärte den harten Ton im Restaurant-Reporter-Interview so: »Das Ganze ist schlichtweg stressbedingt und ist nach dem Service meist schnell wieder vergessen, allerdings können da die wenigsten mit umgehen.« Der berühmte Fernsehkoch Roland Trettl hat es mal so ausgedrückt: »Wo andere Gefühle haben, haben Köche Hornhaut!«

Der Berliner Tim Raue, der sich mit Akribie und Perfektion unter die 50 besten Köchen der Welt gekocht hat, war in der Branche ebenfalls lange für einen lauten und strengen Umgangston bekannt. Er erklärte das 2011 in einem *Stern*-Interview mit Journalistin Mareike Rehberg so:

> »Es gibt mit Sicherheit auch Küchen, wo wunderbare Diskussionsrunden geführt werden, wo alle zusammensitzen und sich gernhaben. Aber grundsätzlich ist die Küche ein hierarchischer Ort, wo es klare Ansagen gibt, die umgesetzt werden müssen. Wenn einer debattiert oder meint, er hat die Weisheit mit Löffeln gefressen, wird er in der Küche nicht viele Freunde finden.«

Mittlerweile nimmt man ihn, etwa als Juror und Coach bei »The Taste«, als einfühlsamen Chef wahr. Immer wieder nimmt er seine Kandidaten in hektischen Situationen an die Hand, schaut ihnen tief in die Augen und sagt in beruhigendem Ton: »Atme mal kurz durch!« In der Interviewrunde des »Kölner Treffs« (WDR, 2024) sagte Raue: »Ich bin netter geworden.« Auf die Frage hin, ob man als Sternekoch getrieben von Perfektionismus auch unausstehlich und ein Choleriker sein müsse, antwortete er:

»Nein. Es ist zwangsläufig so, dass du einfach ständig in einer Überforderungssituation bist. Und was macht der Mensch, wenn er überfordert ist? Er schreit. Das ist ein Schrei nach Hilfe. Den musste ich auch lernen zu akzeptieren. Ich hab wahrscheinlich genau so viel, wie ich Zehntausende Euro verfressen und versoffen habe, auch in Therapien gesteckt. Um mich zu einem besseren Menschen zu machen.«

Als er als Koch angefangen habe, seien Schellen oder eine heiße Pfanne auf der Hand als Bestrafung in der Küche noch völlig normal gewesen.

Mehr Respekt – für die Zukunft des Kochberufs

Dass auch Frauen mit rauem Ton und klaren Ansagen klarkommen, beweisen herausragende Küchenchefinnen wie Douce Steiner, Tanja Grandits (zwei Sterne in Basel), Léa Linster, Cornelia Poletto, Sarah Henke, Sonja Baumann, Maria Groß und viele, viele weitere.

Zwar bemüht sich der *Guide Michelin*, etwa mit Extraartikeln zu Spitzenköchinnen anlässlich des Weltfrauentages, Frauen mehr Präsenz zu schenken. Aber auch 2024 tragen im *Guide Michelin* Deutschland nur elf Köchinnen einen, Douce Steiner und Rosina Ostler zwei Sterne. Zwei Jahre zuvor waren es immerhin noch 17 weibliche Küchenchefinnen. Der Diplompsychologe und Wissenschaftsjournalist Theodor Schaarschmidt schreibt:

»Vorbilder inspirieren, motivieren und zeigen neue Möglichkeiten für die eigene Entwicklung auf. Für Frauen scheinen sie besonders wichtig zu sein – gerade dann, wenn ihr Weg sie in einen typischen ›Männerberuf‹ führt.«

Und genau das sind die viele unbeachteten, starken Köchinnen, die sich allen Gebrülls, Gefluches und Herumkommandiertwerdens zum Trotz bewusst für den kulinarischen Berufsweg entschieden haben. Léa Linsters Botschaft:

> »Es ist wichtig, Frauen zu zeigen, dass es auch eine Welt für uns gibt […]. Man hat die Frauen immer unterschätzt, und ich habe mir schon als kleines Mädchen gedacht, lass sie dich unterschätzen, dann ist es weniger gefährlich!«

Douce Steiner sagt heute: »Wir haben ein tolles Küchenteam und das ist mir auch das Wichtigste. Ob männlich oder weiblich – meine Aufgabe als Küchenchefin ist es, einen Teamgeist zu schaffen – und das geht auch leise und harmonisch.« Steiners Plädoyer für Nachwuchsköchinnen: »Frauen sollten sich selbst mehr zutrauen, sich nicht unterkriegen lassen und auch mal einfach dagegenhalten! Ich fände es sehr schön, wenn es mehr Frauen in der Spitzengastronomie gäbe. Das ist ein wunderschöner Beruf, den ich selbst liebe, lebe und mit allen Sinnen genieße!« Steiner ist davon überzeugt, dass weibliche Führungskräfte sensibler mit ihren Mitarbeitenden umgehen: »Wenn ich meine Leute morgens begrüße, sehe ich sofort, ob einer von ihnen schlecht geschlafen hat. Dann frage ich nach – aber auf eine nette Art und Weise. Damit zeige ich meinen Mitarbeitern, dass ich mich für sie interessiere. So etwas machen Männer eigentlich nie.« Und Léa Linsters Credo in der Küche lautet: »Wenn du anfängst zu nörgeln, wird es von da noch schlimmer, weil dann zerstörst du die Kraft der anderen. […] Macht schön Komplimente, dann wird es noch besser!« Dem rauen Ton in Deutschlands Küchen täten mehr Küchenchefinnen und -chefs mit Empathie und Herz sicher gut. Und schließlich ist es auch nie nur der Patron, der das Restaurant zum Drei-Sterne-Tempel kocht, sondern stets ein ganzes Team – vom Gardemanger (kalte Küche), über den Entremetier (Beilagen), den Saucier (Soßen), den Patissier (Süßspeisen), den Souschef und Küchenchef bis hin zu den Servicekräften, dem Sommelier, den Gemüselieferanten und sogar den Putzhilfen.

In einer Instagram-Umfrage des Verbandes der Deutschen Köche 2020 gaben 92 Prozent an, dass sie rauen Umgangston in der Küche schon erlebt haben, aber 86 Prozent waren der Meinung, dass es auch ohne möglich ist. Der Verband mahnt: »Die Azubizahlen sinken seit Jahren und viele Kochlehrlinge brechen ihre bereits begonnene Ausbildung ab. Umso wichtiger ist es, [...] dass ein respektvolles Miteinander im Team herrscht und Beleidigungen und Co. den Nachwuchs nicht abschrecken.«

Wie Frauen Heimchen am Herd und Männer Spitzenköche wurden

Lange ging man davon aus, dass die starken, großen Männer das Fleisch jagten und vor Fressfeinden und Eindringlingen beschützten, während Frauen fleißig Wurzeln, Pilze, Früchte oder Kräuter sammelten. Aber »›Ich starker Mann, du schwache Frau‹ – diese Interpretation der Fleischhypothese klingt nicht nur nach Männerfantasie. Sie ist es auch. Die Anthropologen, die sie aufstellten, waren fast ausschließlich Männer«, schreibt Wissenschaftsjournalist Dirk Steffens in *Eat it!* Sie hätten sich von ihren eigenen Vorurteilen leiten lassen. »Mittlerweile weiß man: Unter den Jägern waren öfter auch Frauen, so wie einige Männer sicherlich auch Knollen ausgruben.« Fleisch wurde damals zwar gegessen, es war aber auch Luxus, weil dafür Jagdglück nötig war. Knollen, Früchte, Wurzeln und Körner waren die Hauptnahrung unserer Vorfahren, weil sie zuverlässiger verfügbar waren. Die Frauen waren es, die wussten, »wo die zu finden waren, was wann wächst und welche Pflanzen man überhaupt essen kann«, schreibt Steffens, »und das Feuer und das Grillen haben vermutlich auch die Frauen erfunden und gemanagt.« Essen war also seit jeher Gemeinschaftssache, die Beiträge von Mann und Frau gleichermaßen erforderte. »Einige Anthropologen sprechen daher mittlerweile lieber von Sammlerinnen- und Jägergesellschaften.«

Doch unsere moderne Gesellschaft, in der Spitzenköche plötzlich in den Sternehimmel emporgehoben wurden und das Kochen um die Wettbewerbskomponente und die einhergehende mediale Aufmerksamkeit ergänzt wurde, hat Männer zu kochenden Helden gemacht. Ab 1936 vergab der *Guide Michelin* in Frankreich Sterne, ab 1966 in Deutschland. Auguste Escoffier (1846–1935), Fernand Point (1897–1955) und Paul Bocuse (1926–2018) waren die ersten Stars der französischen Küche. Sie gelten als Erfinder der Haute Cuisine und später der Nouvelle Cuisine. Im deutschsprachigen Raum waren es vor allem Alfred Walterspiel (1881–1960) und Jahrhundertkoch Eckart Witzigmann (*1941), der erste Drei-Sterne-Koch Deutschlands, die Generationen von Jungköchen mit ihrem Kochstil geprägt haben. Harald Wohlfahrt, Bobby Bräuer, Johann Lafer, Alfons Schuhbeck und unzählige weitere Promiköche haben bei Witzigmann gelernt.

Am 25. Dezember 1952 begann der Nordwestdeutsche Rundfunk, ein tägliches Fernsehprogramm auszustrahlen. Und schon zwei Monate später, am 20. Februar 1953, war die erste Kochsendung zu sehen: »Clemens Wilmenrod bittet zu Tisch«. Doch Wilmenrod, der eigentlich Carl Clemens Hahn hieß, war gar kein Koch, sondern Schauspieler. Die Idee zur Sendung hatte seine Frau Erika und Wilmenrod selbst kochte in der Regel leicht nachkochbare Rezepte aus bereits bestehenden Büchern. Berühmt ist er bis heute für den nicht ganz so politisch korrekt bezeichneten »Toast Hawaii«, den er sogar erfunden haben soll. Aber manchmal soll er auch abstruse Gerichte wie etwa »Omelett aus einem Straußenei, dessen Inhalt einem Brei aus etwa 30 Hühnereiern entsprach« gekocht haben. So schrieb es der *Spiegel* 1959. Nicht nur, dass selbst das Fernsehteam Probleme hatte, zu dieser Zeit Straußeneier für die Sendung zu bekommen (ein Tierpark lieferte die Eier schließlich). Auch »dass eine solche Vorführung für jede Hausfrau völlig wertlos war, störte Wilmenrod nicht im Geringsten«. Der Fernsehkoch erklärte dem *Spiegel* auf Anfrage: »Ich bin Schauspieler, ich muss wissen, was wirkt. […] Als Theatermensch weiß ich genau um die Figur, die von mir verkörpert wird, und was sie braucht, um am Leben zu bleiben.« Das Kochfernsehen war geboren und mit Wilmenrod der Standard gesetzt: Männlich muss ein Fernsehkoch sein – und vielleicht auch ein bisschen eigensinnig! Zahlreiche Werbeverträge folgten, und zwar nicht nur beim Toast-Hawaii-Erfinder, sondern auch bei vielen seiner Fernsehkochnachfolger. Und das Bild des kochenden Mannes, der seine Küchengeräte und Zutaten mit Bedacht wählt und nutzt, hat sich manifestiert. Der NDR schreibt in einem Artikel, der Wilmenrods Fernsehvergangenheit würdigen soll: »Von 1953 bis 1964 wurden fast 200 Sendungen ausgestrahlt. Wenn er vor der Kamera kochte, waren die Straßen wie leergefegt. Am Tag nach der Sendung waren die Produkte, die er anpries, vergriffen. Zauberte er ein ›Tessiner Fischschnitzel‹, das aus Kabeljau bestand, wurde am nächsten Tag der Kabeljau knapp.«

Dass Köche in Zeiten von Massenmedien wie dem Fernsehen in den A-Promi-Status, vergleichbar mit Popstars und Hollywoodschauspielern, aufsteigen können, wurde auch 2018 bei der Beerdigung von Kochlegende Paul Bocuse deutlich: Ein nationales Begräbnis wurde von vielen gewünscht. Doch im Sinne von Bocuse sollte die Zeremonie klein (!) gehalten werden. Rund 1 500 Köchinnen und Köche in weißen Kochroben aus aller Welt nahmen in der Kathedrale von Lyon Abschied, dazu zahlreiche Politiker. »Die Welt ist jetzt weise. Ich fühle mich ein bisschen, als hätte ich einen Vater verloren. Wir haben unseren Meister, unseren Mentor, unsere Führung verloren«, sagte einer der Trauerredner. Eine Sondersendung wurde zu Ehren des Kochs auf dem Sender France 3 ausgestrahlt.

Ob nun Spitzenkochende, Mamas, Papas, Omas oder Opas am Herd stehen – schmecken muss ein gutes Essen und Emotionen in uns wecken – da sind sich eigentlich alle einig. Und trotzdem werden noch Unterschiede gemacht und Frauen mit der Chefmütze weniger ernst genommen. Aber nicht nur das Fernsehen hat dazu beigetragen, dass Männer als Profiköche und Frauen »nur« als »Heimchen am Herd« wahrgenommen werden. Der Ursprung der als normal angesehenen traditionellen Rollenverteilung liegt laut Brigitte Röder, Professorin für Ur- und Frühgeschichte an der Universität Basel, schon in frühen Medien, die Ende des 18. und Anfang des 19. Jahrhunderts entstanden sind. Also beispielsweise in Gemälden, Buchillustrationen und Schulbüchern, die Steinzeitmänner beim Jagen und Steinzeitfrauen beim Sammeln und Kochen zeigen:

> »Die bürgerliche Gesellschaft hat ganz zentrale soziale Institutionen neu definiert, nämlich das Geschlechtermodell und das damit verknüpfte Familienmodell. Indem diese Rollenzuteilung gemacht wurde: der Mann ist Ernährer und Oberhaupt der Familie, die Frau ist Mutter, Ehefrau und Hausfrau.«

Gerechtfertigt habe man das damals mit der Behauptung, es sei schon immer so gewesen, was heute in Texten, Bildern und Illustrationen aus dieser Zeit zu erkennen ist. Diese Bilder wurden nicht etwa bewusst zur Täuschung oder Beeinflussung der Gesellschaft gemalt, sondern entsprachen einfach der Idee der damaligen Zeit. Wie US-Musiker James Brown schon 1966 sang: »It's a Man's Man's Man's World« (deutsch: Es ist eine Männer-Welt). In den frühen Zeiten aller Wissenschaften waren es vor allem Männer, die Geschichte erforscht, Bilder und Ausgrabungsfunde interpretiert und Theorien aufgestellt haben. Später waren es Männer, die Restaurantführer herausgebracht, Sterne vergeben und Fernsehsendungen konzipiert haben. Und die Männer haben sich eben von ihren Glaubenssätzen und Vorurteilen leiten lassen.

Knochenfunde aus der Steinzeit zeigen laut Brigitte Röder, dass auch Frauen körperlich extrem belastet waren, wie etwa Funde aus einem Salzbergwerk im österreichischen Hallstatt: »Es gab eine geschlechterspezifische Arbeitsteilung. Die Männer haben das Salz aus dem Berg geschlagen. Die Frauen haben es offensichtlich rausgetragen«, so die Historikerin. Andere Funde, die zum Umdenken anregen sollten, waren etwa ein Frauengrab aus dem Frühmittelalter mit Waffen wie großen Messern als Grabbeigabe und ein Männergrab mit Schmuck.

Also haben wir das Essen, das wir heute kennen, vermutlich seit jeher beiden Geschlechtern zu verdanken. Übrigens gilt das auch für technische Innovationen, die unsere Küchen im späten 19. und 20. Jahrhundert eroberten: Den Gasherd (James Sharp,1826) und den E-Herd (George B. Simpson, 1859) haben zwar Männer erfunden: Die ersten mechanischen Eismaschinen (Nancy Johnson, 1843) und Geschirrspülmaschinen (Josephine Cochran, 1886) aber Frauen. Ebenso wie den ersten Kaffeefilter (Melitta Bentz, 1908), den elektrischen Kühlschrank (Florence Parpart, 1914) und die sogenannte »Frankfurter Küche« (Margarete Schütte-Lihotzky, 1926), die optimiert auf acht Quadratmetern E-Herd, Arbeitsfläche, Spülbecken und sogar ein ausklappbares Bügelbrett kombinierte – und zu ihrer Zeit in mehr als 10 000 Wohneinheiten in Frankfurt verbaut wurde.

James Browns 60er-Jahre-Song endet nicht etwa mit dem Statement »It's a Man's World«. Seine Kernbotschaft lautet: »But it wouldn't be nothing, nothing without a woman or a girl« (deutsch: »Aber sie wäre nichts, nichts ohne eine Frau oder ein Mädchen«).

16. These: ESSEN IST … VERSCHWENDUNG

Tonnen für die Tonne

Knapp elf Millionen Tonnen Lebensmittel landen in Deutschland jedes Jahr in der Tonne. Auf Platz zwei der Foodwaste-Verursacher thront mit 18 Prozent die Gastronomie – etwa weil Portionen zu groß bemessen wurden, gefolgt von der Lebensmittelindustrie (15 Prozent) und dem Handel (7 Prozent). Doch Hauptverursacher sind mit großem Abstand (58 Prozent) Privathaushalte – das sind 76 Kilo pro Kopf und Jahr! Salat mit braunen Blättern, übrig gebliebener Reis vom Vortag, Brot mit harter Krume – das alles wird entsorgt. Obst und Gemüse (35 Prozent), Reste von Zubereitetem Essen (15 Prozent), Backwaren (13 Prozent) und Milchprodukte (9 Prozent) werden am häufigsten weggeschmissen – das zeigen Studien des Bundesministeriums für Ernährung und Landwirtschaft. Was nicht mehr perfekt aussieht oder gar das Mindesthaltbarkeitsdatum überschritten hat, landet im Abfall. Und das Ministerium kommt zu dem Schluss: »Je jünger der Haushaltsvorstand, desto mehr potenziell verwertbare Lebensmittel werden weggeworfen. Haushalte mit älteren Personen werfen tendenziell weniger weg.«

Für die Ernährungssoziologin Monika Setzwein ist unser wachsender Wohlstand der Hauptgrund für die Ablehnung von Lebensmitteln: Damit ist »der Grundstein für das Ideal des ›Makellosen‹, ›Sauberen‹, ›Frischen‹ etc. gelegt.« Ältere Menschen gehören oft noch der Nachkriegsgeneration an und kennen Entbehrungen, während jüngeren Menschen in Deutschland Hunger und ein leerer Kühlschrank oft nur noch aus Omas Erzählungen bekannt sind. Laut Setzwein würden Konsumentinnen und Konsumenten seit etwa den 1960er-Jahren grüne Bananen reifen Früchten mit braunen Flecken ebenso vorziehen wie Hackfleisch mit natürlichen Verfärbungen als »verdorben« wahrnehmen. »Um den sich formierenden Anspruch auf Frische, der mit der Röte des Fleisches verknüpft wurde, Genüge zu tun, wurden Nitritverbindungen eingesetzt, welche die rote Färbung stabilisieren und das im Prinzip vergiftete Nahrungsmittel appetitlicher erscheinen ließen als das naturbelassene«, schreibt die Ernährungssoziologin.

Sind wir denn von allen Sinnen?

Der Philosoph Leon Joskowitz, der sich die Geschichte des Kochens genauer angeschaut hat, schreibt, dass die Fragen »Was kann man essen?« und »Was ist bekömmlich, was giftig?« für Mensch und Tier seit jeher existenziell waren. Wenn man ein Eichhörnchen im Garten beobachtet, kann man zum Beispiel sehr gut erkennen, wie es diese Fragen abwägt.

> »Tiere beißen nicht einfach blind in die Welt hinein, sondern sie machen sich mit den Dingen vertraut, bevor sie sie fressen. Sie schnüffeln und berühren die Dinge, die sie als Nahrung in Betracht ziehen, und gelangen auf diese Weise zu sinnlicher Gewissheit darüber, ob sie etwas in sich aufnehmen oder lieber nicht.«

Unsere Vorfahren mussten sich ebenso auf ihre Sinne verlassen, um Kräuter und Beeren, Pilze und Stängel als essbar einzustufen – und zu überleben. »Unsere schiere Existenz zeugt davon, dass unsere Ahnen ihre Nahrung seit Millionen von Jahren sicher identifizieren können«, schreibt Joskowitz. Sonst hätten sich die frühen Menschen vergiftet und wären wieder ausgestorben. »Heute riechen Menschen kaum noch an ihrer Nahrung, bevor sie sie in ihren Korb legen und nach Hause tragen«, schreibt Joskowitz, »wie auch? Die Nahrung ist größtenteils verpackt, die Sinne vieler Menschen sind stumpf und den modernen Städtern sind ihre Lebensmittel fremd geworden. Man vertraut den Labels und dem

Mindesthaltbarkeitsdatum.« Keine Städterin müsse selbst entscheiden, ob etwas essbar oder giftig ist: »Man bekommt es gesagt. Es gibt keine giftigen Dinge im Handel.« Und im Zweifelsfall kann man heute per App auf dem Smartphone Pflanzen und Pilze bestimmen, bevor man sie pflückt. Weil wir unsere Umgebung heute nicht mehr auf Essbarkeit prüfen müssten, hätten »viele Menschen verlernt, eigenständig über bekömmlich oder schädlich, essbar oder giftig zu entscheiden«.

Vor allem das Mindesthaltbarkeitsdatum (MHD) ist ein Richtwert für viele. Ist das Datum überschritten, landet das Nahrungsmittel laut einer Untersuchung des Max-Rubner-Instituts, dem Bundesforschungsinstitut für Ernährung und Lebensmittel, bei sieben Prozent ungeprüft im Abfall. Weitere fünf Prozent entsorgen kritische Kühlregallebensmittel wie Räucherlachs und Milchprodukte ungeprüft, schauen laut eigenen Angaben aber bei anderen Produkten genauer hin. Wie das Genauer-Hinschauen geht, das hat mir Sandra-Kristin Bekers, Ernährungsmedizinerin und -beraterin bei der AOK Hochrhein-Bodensee, 2021 im Interview für den *Südkurier* verraten:

> »Bei verschlossener Verpackung und richtiger Lagerung ist das Lebensmittel nach Ablauf des MHD häufig noch bedenkenlos genießbar. […] Vertrauen Sie auf Ihre eigenen Sinne! Sehen, riechen, schmecken und fühlen sie, so wie Sie es auch bei Lebensmitteln machen, die kein MHD tragen!«

Sichtbarer Schimmel, ein unangenehmer Geruch, ein säuerlicher Geschmack oder ein Prickeln auf der Zunge seien Anzeichen für Verdorbenheit. Generell gelte: »Je mehr Wassergehalt, desto verderblicher ist das Lebensmittel und desto eher breiten sich die Schimmelsporen im gesamten Produkt aus.« Sind also Obst oder Gemüse, Joghurt, Frischkäse, Quark oder Marmelade von Schimmel betroffen, sollte man diese Nahrungsmittel tatsächlich komplett entsorgen. Aber es gibt auch Ausnahmen, bei denen Schimmel bedenkenlos weggeschnitten werden darf, etwa härtere Käsesorten wie Parmesan, Emmentaler, Tilsiter oder Gouda. Das gilt auch für luftgetrocknete Schinken- oder Wurstsorten wie beispielsweise Salami am Stück.

Warum Smileywurst Entfremdung und Verschwendung beflügelt

»Wir nehmen die Augen raus und die Pfötchen machen wir ab und die Füße machen wir ab und dann essen wir sie« – was klingt wie ein Horrorszenario, sind niedliche Zwillingsschwestern im 2023 erschienenen Werbespott zu der bei Kindern beliebten Bärchen-Wurst von Reinert Bärchen. Das Marken-Motto: »Lecker. Lustig. Bärenstark.« Und die Kinder im Spott sind sich alle einig: »Lustig muss sie sein.« Für Eltern mit Problemesser-Kindern mögen niedliche Würste eine wichtige Alternative sein, um die Kinder überhaupt zum Essen zu bewegen. Aber dass in der Wurst, wenn man nicht zur Veggie-Variante greift, in der Regel ein geschlachtetes Schwein – ganz ohne Augen, und Füße – steckt. Dazu haben viele Menschen heute aber den Bezug verloren.

Haben Sie schon mal ein Huhn oder einen Hasen geschlachtet? Oder wird Ihnen alleine bei der Vorstellung schlecht? Noch vor wenigen Generationen haben viele Hausfrauen auf dem Land ihre Kleintiere selbst gehalten und geschlachtet – und hatten dadurch einen direkten Bezug zum Nahrungsmittel und seiner Gewinnung. Meine Schweizer Großeltern hatten zum Beispiel einen Hasenstall und zu Festtagen gab es Hasenbraten, Kartoffeln und Bohnen aus dem eigenen Garten mit einer besonders leckeren Bratensoße mit selbst gesammelten Pilzen. Natürlich wollte ich »Hanni« und »Mali« damals nicht essen. Der Bezug zu den Tieren war mir als Kind dann doch zu eng. Auch ich hätte Bärchen- oder Smileywurst sicher vorgezogen. Und wie mir damals, geht es vielen: Denn der tierische Ursprung des Fleisches ist in den vergangenen Jahrzehnten und Jahrhunderten zunehmend professionalisiert und vertuscht worden. Der Soziologe Norbert Elias schrieb 1976: »Das peinlich Gewordene wird hinter die Kulissen des gesellschaftlichen Lebens verlegt.« Auch Ernährungssoziologin Monika Setzwein widmet sich dem Thema in ihrem Buch *Zur Soziologie des Essens. Tabu. Verbot. Meidung* (Springer VS, 1997). Während bis ins 17. Jahrhundert noch Tiere als Ganzes serviert und dann auf der Tafel als »ehrenvolles Unternehmen« zerlegt wurden, nahm dieses Ritual mit der Zeit zunehmend ab – auch weil Haushalte kleiner wurden und sich neue Berufszweige ausbildeten, die etwa das Schlachten übernahmen. Auf die »Trennung des Nahrungsmittels vom Akt des Schlachtens« folgten laut Setzwein Bezeichnungen, die den eigentlichen Akt des Tötens immer weiter in den Hintergrund rücken ließen: Der Schlachter wird zum Fleischer umbenannt, der Schlachthof zum Fleischwerk. Und diese »Entfremdung« vom eigentlichen Produktursprung erreicht in perfekt eckigen Fischstäbchen, handlich panierten Chicken-Sticks und niedlicher Kinderwurst mit Grinsgesichtern ihren Höhepunkt. Im Gegenzug wird »alles, was bspw. zu sehr an die tierische Herkunft […] erinnert und damit das Problem der Identifizierung aufwirft (z. B. Kopf, insbesondere die Augen, Hirn, Hoden, Zunge oder bestimmte Innereien), […] von bestimmten Kreisen gemieden«.

Es ist eben bequemer, sich manche Fragen nicht zu stellen. Weil es wehtut, wenn uns bewusst wird, dass für unseren Schnitzelteller oder unser Fleischsalatbrötchen ein Tier gestorben ist. Die britische Autorin und Umweltreporterin Louise Gray wollte sich gezielt genau damit auseinandersetzen – auch, um den fleischlichen Nahrungsmitteln, die sie isst, wieder näherzukommen. Ein Jahr lang hat Gray nur Fleisch von Tieren gegessen, die sie selbst getötet hat – obwohl sie vorher noch nie eine Flinte auf ein Lebewesen abgefeuert hatte (sie beschreibt dies in ihrem Buch: *Richtig Tiere essen?! Wie ich ein Jahr lang nur Fleisch von Tieren aß, die ich selbst tötete*, Edel, 2017). Dabei hat sie sich langsam herangetastet, erst Austern, dann Fische und Krebse, später Tauben, Fasane, Kaninchen, Gänse, Eichhörnchen, ein Schwein und einen Hirsch getötet. Im Interview mit der *Welt*-Redakteurin Annemarie Ballschmiter sagte Gray 2017:

> »Töten ist immer schwierig, und das sollte es auch sein. Aber beim ersten Kaninchen, das ich geschossen habe, ist es mir am schwersten gefallen. Weil ich in diesem Augenblick das erste Mal Verantwortung übernehmen musste. Ich tat etwas, das sich nicht rückgängig machen lässt.«

Der noch weiche, warme Körper, die offenen Augen – das sei ihr sehr nahe gegangen. Im Express-Interview gesteht sie sogar: »Ich wollte nach Hause gehen, mich zusammenrollen und weinen!« Nach diesem Erlebnis habe es Monate gedauert, bis sie ihr Projekt fortsetzen konnte. Mit jedem Schuss oder schnellem ruckartigen Genickbruch von Hand wurde es leichter, aber schuldig fühlte sie sich dennoch: »Das Gefühl ging nie weg, aber ich akzeptierte es. Wenn man Fleisch isst, ist ein Tier gestorben, und ich würde behaupten, dass man dafür Verantwortung übernehmen sollte.« Das Zerlegen, Ausnehmen oder Rupfen des getöteten Tieres fiel ihr hingegen leichter: »All diese Dinge gehören nun mal dazu. Darauf Zeit zu verwenden kann einem helfen, sich vom Akt des Tötens zu erholen und dem Ganzen einen Sinn zu geben. […] Ich mag es ganz gern, weil es einen dazu bringt, das Fleisch, das man isst, wertzuschätzen.« Nach ihrem Projekt wurde Louise Gray erst mal zur Vegetarierin. Auch wenn sie im *Welt*-Interview gesteht, heute wieder Fleisch zu essen – etwa vom Metzger oder Wochenmarkt-

Betreiber, der weiß, wie die Tiere gelebt haben und getötet wurden, oder auch, wenn sie bei Freunden und Verwandten eingeladen ist und so das gemeinsame Mahl an der Festtafel zelebriert wird. Man könne das Tier auch feiern, wenn man es gemeinsam mit Freunden und Familie bewusst isst. Ein Aufruf zum Vegetarismus soll ihr Buch nicht sein. Im Nachwort schreibt Louise Gray: »Ich mache Fehler, bin gefräßig und inkonsequent, aber ich bleibe dran. Das ist für mich der Kern dessen, was es heißt, eine anständige Fleischesserin zu sein.«

Und genauer hinschauen sollten vielleicht auch anständige Käseesser: Laut einer Umfrage der GfK-Marktforschung (2015) weiß rund die Hälfte aller Deutschen nicht, dass eine Kuh ein Kalb bekommen haben muss, um Milch zu geben. 35,6 Prozent der Befragten glauben, dass Kühe von Natur aus einfach immer Milch geben. 23,4 Prozent gaben an, keine Antwort auf die Frage zu haben. Aber Kühe sind nun mal Säugetiere, die nur Milch erzeugen, um ihren Nachwuchs damit fit und stark zu machen. Ich wohne in einem Dorf, in dem es noch Landwirte mit Milchvieh gibt. Manchmal brüllt eine Kuh eine Woche lang jede Nacht erbärmlich laut, weil sie ihr Kälbchen schmerzlich vermisst. Das ist leider völlig normal und gehört zur bitteren Realität der Milcherzeugung. Um an die Milch zu kommen und den Tieren den Trennungsschmerz leichter zu machen, müssen den Muttertieren die Kälber wenige Stunden nach der Geburt weggenommen werden. Sie werden dann mit Ersatznahrung großgezogen und gelten nur als »Nebenprodukt« der Milchindustrie. Wer Kuhmilch trinkt, Butter isst oder sich sein Käsebrot schmecken lässt, der sollte auch davor die Augen nicht verschließen. Denn schon mit dem Bewusstsein dafür, woher unsere Nahrungsmittel kommen, gehen wir einen ersten riesengroßen Schritt hin zu Wertschätzung und Dankbarkeit. Und wer seine Lebensmittel wertschätzt, verschwendet so wenig wie möglich.

Anders ist der Erzeugungsprozess übrigens bei Eiern: Hühner müssen Eier legen und brauchen dafür weder einen Hahn noch eine Befruchtung. »In dem Moment, wo der Eisprung stattfindet, wird auch ein Ei gebildet. Das ist ein Vorgang, der tatsächlich ohne Hahn stattfindet«, so Hühnerexpertin Dr. Mareike Fellmin in einem MDR-Interview. Laut Statistischem Bundesamt legt eine Legehenne im Schnitt 301 Eier pro Jahr. Am deutschen Musikklassiker »Ich wollt, ich wär' ein Huhn. Ich hätt' nicht viel zu tun. Ich legte vormittags ein Ei. Und abends wär' ich frei« ist also ein Fünkchen Wahrheit dran. Und weil im Mittelalter zur Fastenzeit, zwischen Aschermittwoch und Karfreitag, nicht nur auf Fleisch, sondern auch auf Eier verzichtet werden sollte, aber die Hühner trotzdem fleißig weiter ihre Eier legten, kochte man die Eier, um sie haltbar zu machen. Damit man die älteren Eier schließlich nach Karfreitag nicht mit den frisch gelegten verwechselte, färbte man sie rot ein. Geblieben ist unser Osterbrauch der hart gekochten, gefärbten Eier, die auch heute noch auf keiner Oster-Festtafel fehlen dürfen. Bunte Ostereier sind also essbare Nicht-Verschwendung mit jahrhundertealter Tradition.

17. These: ESSEN IST … WERTSCHÄTZUNG

Essen aus Abfall?

Keine professionelle Küche kann es sich leisten, unnötig Foodwaste zu produzieren. Um gekonnt zu wirtschaften, wird in der Regel noch der letzte Gemüseabschnitt, das kleinste Stückchen Knochen oder die krummste Fischgräte oder Crevetten-Schale zum Kochen von Fonds, Suppen und Soßen genutzt. Denn auch die unschönen Teile geben jede Menge Geschmack und Konsistenz! Eine Studie der Berner Fachhochschule hat 2018 untersucht, wo in der Schweizer Gastronomie die meisten Lebensmittelabfälle anfallen. Das Ergebnis: Die größten Vermeidungspotenziale (insgesamt 94,6 Prozent) sehen die Forscher in Portionsgrößen (»Tellerreste allgemein« und »Beilagen«) sowie im Überangebot von Brot und Backwaren. Unverarbeitete Produkte, etwa weil das MHD überschritten ist, landen in Restaurants und Wirtshäusern hingegen nur sehr selten in der Tonne.

Der Bad Säckinger Profikoch Michael Adler, der über 50 Jahre in der Küche stand, verriet mir 2021 in einem *Südkurier*-Interview: »Wir nutzen in der Profiküche alles, wenn möglich, zu 100 Prozent.« Bereits in der Ausbildung habe er gelernt, möglichst alle Teile zu nutzen und kreativ mit Resten umzugehen. Hier sein **Tipp Nummer Eins**: »Das Schönste am Kochen ist doch, dass man mit ein bisschen Kreativität aus allem eine genussvolle Mahlzeit zubereiten kann!« Seine Tipps, die auch in Privathaushalten funktionieren: Alle Abschnitte, -schalen und äußere Blätter von Lauch, Sellerie, Karotten oder Zwiebeln in einem Tiefkühlbeutel sammeln, bis etwa ein Kilo zusammenkommt.

> »Dann gemeinsam mit einer Zwiebel, Knoblauch, Lorbeerblättern, Nelken und Pfefferkörnern in einem Esslöffel Öl anbraten, einen Liter Wasser hinzufügen und rund eine Stunde reduzieren. Nach dem Passieren kommt etwa ein dreiviertel Liter frische Gemüsebrühe heraus.«

Tipp Nummer Zwei: Altes Brot, und zwar egal ob Weiß-, Vollkorn-, Roggenbrot oder Hefezopf, eigne sich hervorragend für Serviettenknödel.

> »Dazu Brotreste würfeln, eine fein gehackte Zwiebel in Butter andünsten, nach Belieben Speck dazugeben. Rund 200 Milliliter Milch aufkochen, mit Muskat würzen und alles über die Brotwürfel geben. Mit frischer gehackter Petersilie oder

Schnittlauch und zwei Eiern verquirlen, in eine Stoffserviette einrollen und rund 30 Minuten bei einer Temperatur unter dem Siedepunkt in Salzwasser oder Brühe ziehen lassen. Nach Belieben in Scheiben schneiden, anbraten und genießen.«

Und sein Restewunder-**Tipp Nummer Drei**, der einfach immer klappt: Omelett!

»Mit fast allen Resten aus der Küche kann man ein Omelett zaubern«, sagt Michael Adler. »Dazu: Eier schaumig aufschlagen, Reste von Gemüse, Nudeln, Fleisch oder Wurst hinzugeben, frische Kräuter und Gewürze unterrühren und in Butter ausbacken.«

Am Ende frisch geriebenen Käse hinzufügen und zuklappen – »dann hat das Omelett einen wunderbar saftigen Kern«, schwärmt der Küchenprofi.

Um eine Zero-Waste-Kitchen (deutsch: Null-Abfall-Küche) zu erreichen, setzen manche Profis auf besondere Gastro-Konzepte: Arne Anker, der unter anderem beim belgischen Drei-Sterne-Koch Sergio Herman gelernt hat, serviert in seinem 2020 eröffneten Restaurant »BRIKZ« in Berlin zum Beispiel jeden Tag an die aktuell saisonal und regional verfügbaren Produkte angepasste Menüs. Da ist täglich ordentlich Kreativität gefragt, aber es landet auch wirklich nichts mehr ungenutzt im Müll. »Wenn etwas nicht mehr verfügbar ist, ändern wir kurzerhand das Gericht auf der Karte«, heißt es auf der Website des Restaurants, »was andere bei der Gestaltung ihrer Speisekarte einschränken würde, gibt uns Antrieb.« Anker geht es darum, Gerichte intelligent zu planen und zu produzieren: Ob Gelees aus Zwiebelschalen, Salze oder Fermentiertes aus Abschnitten von Steckrüben und Schwarzwurzel oder ganz neue Kreationen aus Wassermelonenschale oder Resten von hübsch, rund ausgestochenen Menü-Elementen – dieser Anspruch fördert Kreativität und Vielfalt im Küchenalltag. Wann er seinen Schlüsselmoment hatte, um noch bewusster zu kochen, hat er dem Stadtmagazin tip-berlin.de verraten:

> »Ich habe Rind bestellt, vier ganze Filets pro Abend. Plötzlich verhandelst du mit deinem Bauern über den Preis des Filets und vergisst beinahe, dass dahinter eine ganze Kuh steht. Wenn so ein Gericht acht Wochen auf der Karte steht, sind das zweihundert Filets. Hundert Kühe, die für dich sterben – das hat bei mir einen Schalter umgelegt. Wenn wir im BRIKZ stattdessen ganze Tiere kaufen, bekommen 20 Gäste Filet oder das Entrecôte und die nächsten 20 ein Stück aus der Schulter, schmeckt ja auch toll.«

Von der Nase bis zum Schwanz und vom Blatt bis zur Wurzel

»From Nose to Tail« (deutsch: Von der Nase bis zum Schwanz) heißt der Grundsatz, der vermutlich so alt ist wie die Menschheit selbst. In Zeiten, in denen weniger Wohlstand herrschte, war man bemüht, möglichst alles vom Tier zu verwerten. Heute stürzen wir uns auf Edelteile wie Filetstücke und Hähnchenkeulen, während wir bei Innereien, Knochen und Bindegewebe abwertend von Fleischabfällen oder »Arme-Leute-Essen« sprechen und die Nase rümpfen. Der englische Koch Fergus Henderson hat mit seinem Buch *Nose to Tail Eating: A Kind of British Cooking* (Bloomsbury, 1999) die altbewährte Ideologie wieder vermehrt in die Köpfe der Menschen gebracht. Sein Credo: »Es scheint gesunder Menschenverstand und sogar höflich gegenüber dem Tier zu sein, alles davon zu verwenden.«

Ludwig »Lucki« Maurer ist einer der wichtigsten Vertreter dieses Konzepts im deutschsprachigen Raum. 2007 begann der niederbayerische Koch als Erster in Europa Bio-Wagyū-Rinder zu züchten. Heute umfasst seine artgerecht gehaltene Herde nicht nur mehr als 60 Tiere, er ist auch Caterer, ausgewiesener Fleisch-Experte und mehrfacher Buchautor. In *Rind Complete: From nose to tail – Das Kochbuch* (Dorling Kindersley, 2021) präsentiert er beispielsweise »Rezepte zu allen Teilen des Tieres von der Rinderzunge bis hin zum Ochsenschwanz; vom sauren Lüngerl bis zum Stollen mit Rindertalg.« Denn für ihn sind auch die sogenannten B- und C-Cuts Edelteile, weil sie – richtig zubereitet – für Gaumenschmaus sorgen. Im Interview sagte er mir: »Fleisch ist das wertvollste Lebensmittel, das wir haben. Nur weil wir Tiere als Nutztiere bezeichnen, dürfen wir sie nicht ausnutzen.« Und weil er sein Anliegen in die Welt hinaustragen möchte, gibt er nicht nur Praxis-Workshops für Kochkollegen, sondern entwickelt auch für Magazine wie *Fire & Food* und *Rolling Pin* Rezepte und »Zerlege-Strecken, die über den ›richtigen‹ Umgang mit Lebensmitteln« informieren sollen.

In der Massenproduktion gehört es heute zur gängigen Praxis, dass viele unbeliebtere Teile in Hackfleisch oder Tierfutter verarbeitet werden. Doch früher galten etwa Kutteln, Nieren- oder Herzzapfen – und sogar das Euter vom Rind sowie Herz, Zunge, Backen und sogar der Schwanz von Rind und Schwein als echte Delikatessen. Oft denken wir gar nicht darüber nach, was genau uns da gerade Genussmomente bereitet: Sülze wird beispielsweise traditionell aus Schweinehaxen, -ohren und dem gesamten Schweinekopf gekocht: In einem Sud aus Wasser, Essig und Gewürzen über viele Stunden gekocht, löst sich das Collagen aus dem Bindegewebe – und heraus kommt eine herrliche glibberige Masse, die wir im deutschen Sprachraum als Sülze (Deutschland), Sülzi (Schweiz) oder Sulz (Österreich) kennen. Das ist also eine echt nachhaltige Delikatesse à la »Nose to Tail«. Zu den Vorteilen des Konzeptes gehört nicht nur mehr Wertschätzung für das gestorbene Tier, sondern mehr Vielfalt auf dem Speiseplan und am Gaumen. Außerdem wird das Portemonnaie geschont – denn die Second-Cuts sind wesentlich günstiger als heißumkämpfte Edelstücke.

»Manchmal verstecken sich ungeahnte Leckerbissen in unterschätzten Teilen« – das ist auch das Motto der Zürcher Food-Journalistin Esther Kern. 2016 hat sie gemeinsam mit dem Veggi-Koch Pascal Haag und dem Fotografen Sylvan Müller das Buch *Leaf to Root: Gemüse essen vom Blatt bis zur Wurzel* (ATV, 2016) veröffentlicht – und denkt damit das Nose-To-Tail-Konzept auf eine vegetarische Weise weiter. Rezepte für Blumenkohlblätter-Curry, Karottenkraut-Smoothie, Kohlrabistiel-Teigtaschen oder Ananasstrunk-Eistee sind darin ebenso zu finden wie ein »Von A bis Z«-Register, das alle gängigen Obst- und Gemüsearten auflistet und aufzeigt, welche Teile sich zum kulinarischen Tüfteln, Ausprobieren und Genießen anbieten. Auch hier gilt: weniger Abfall, mehr Genuss! Im Interview für *BILD der FRAU* erzählte mir Esther Kern 2017: »Viele Menschen sagen: ›Meine Oma hat das auch immer so gekocht.‹ Das zeigt, dass wir bei vielen Gemüseteilen, wie etwa bei Kohlblättern oder Kürbisschalen, nur verlernt haben, sie zu kochen.«

Die tun was: Kämpfer und Gründer als Genuss-Retter

Die gute Nachricht: In Zeiten, in denen Klimawandel und Nachhaltigkeit eine immer wichtigere Rolle spielen, gibt es auch immer mehr Initiativen, die die Wertschätzung des Essens fördern möchten. In meinen vielen Jahren als Journalistin habe ich unzählige davon kennengelernt. Das Start-up »Kultimativ« aus Konstanz etwa hat sich zum Ziel gesetzt mit seinen Marken Heldenbrot und Knödelkult »gegen die Brotverschwendung anzuknödeln«. Leider ist es still um die Gründer und deren Produkte geworden, denn dieses Ziel ist enorm ehrenwert und wichtig: Während in Deutschland laut WWF pro Jahr rund 1,7 Millionen Tonnen Backwaren im Müll landen, bereiten die Jungunternehmer Semmelknödel im Glas, Nudeln, Kekse und neue Brote aus geretteten Brotresten zu und verkaufen sie weiter. Im Käseland Schweiz macht »Wheycation«-Gründerin Doris Erne die Reste der Käseproduktion genießbar und bietet Molkenproteinprodukte wie Eiweißporridges und -shakepulver an. Was bei der Humusproduktion übrig bleibt, nämlich das Kochwasser von Kichererbsen, nutzt das Jungunternehmen »Eggfield« aus dem Kanton Zürich für aufschlagbare und vegane Ei-Ersatzprodukte, die sie der Schweizer Gastronomie anbieten. Und den Hauptabfallstoff der Sojamilch- und Tofuherstellung, das sogenannte Okara, nutzt das Berner Jungunternehmen »Luya« für die Fleischersatzproduktion. Laut Mitgründer Flavio Hagenbuch fallen allein in der Schweiz etwa 2000 Tonnen dieses Sojafruchtfleisches pro Jahr an. Und es wurde bisher nicht etwa in Nahrungsmittel genutzt, sondern an Tiere verfüttert oder in Biogasanlagen verbrannt. Viele Jahre habe ich für die Schweizer *Handelszeitung* und Tageszeitungen Jungunternehmen portraitiert. Und zu meinen spektakulärsten Start-up-Besuchen zählt wahrscheinlich der beim Start-up »Mirai Foods« im Kanton Zürich: Das Unternehmen hat sich nämlich zum Ziel gesetzt, Rindfleisch im Labor zu züchten. »Wir brauchen nur eine Biopsie einer lebenden Kuh, die wir mit einem kleinen Pieks nehmen«, erzählte mir Mitgründer Christoph Mayr, »aus einer Probe können wir theoretisch mehrere Millionen Tonnen Fleisch erzeugen«. Und die Produktion ohne Tierleid sieht dann so aus: Muskel- und Fettzellen werden geteilt und dann getrennt voneinander mit Nährstofflösungen aus Mikroorganismen gefüttert. In etwa kühlschrankgroßen Bioreaktoren werden die braunen Flüssigkeiten unter Summen und Brummen während des Zellwachstums gerührt. In einem späteren Schritt kommen Fett- und Muskelzellen wieder zusammen. Mithilfe einer neuen Fibrationstechnologie soll die Produktion von Fleischfasern gelingen, die relativ authentischen Steakgenuss möglich macht. In Singapur und den USA gibt es bereits zugelassene Laborfleischprodukte auf dem Markt. In Europa kann man das sogenannte In-vitro-Fleisch noch nicht kaufen – es arbeiten aber verschiedene Unternehmen daran, wie etwa auch Mosa Meat aus den Niederlanden (Stammzellen-Rinderhack) oder Bluu Seafood aus Lübeck (Fischprodukte aus dem Labor).

Aber nicht nur Start-ups, die Geld mit der Wertschätzung von Lebensmittelrettung verdienen, engagieren sich: Allen Initiativen voran steht in Deutschland »Die Tafel«, die seit 1993, aktuell an mehr als 970 Standorten bundesweit, nicht mehr verwendete Lebensmittel an Menschen mit geringem Einkommen abgibt. Und über die dänische Smartphone-App »Too Good To Go« können etwa Restaurants, Backstuben, Supermärkte und Tankstellen überschüssige Lebensmittel zu vergünstigten Preisen kurz vor Ladenschluss an Selbstabholer anbieten. In 19 Ländern in Europa und in Nordamerika bieten bereits mehr als 175 000 Geschäfte an über 100 Millionen registrierte Nutzer an. Und dann ist da noch die Initiative »Foodsharing Deutschland«, die mittlerweile sogar in den ländlichsten Gebieten aktiv ist.

Einer der aktivsten Kämpfer in Deutschland war seit Beginn der Foodsharing-Idee Anfang der 2010er-Jahre Raphael Fellmer, der als Mitgründer von foodsharing.de gilt. Im Podcast »Foodtalker« mit Boris Rogosch sagte er: »Ich habe Millionen Menschen einfach immer wieder genervt.« Ob früher in der Schule, in Universitäten, Podcasts, bei Markus Lanz oder *Stern*-TV, er habe immer wieder das Lebensmittelretten und die Tonnen an Lebensmitteln, die minütlich in der Tonne landen, zum Thema gemacht. Fellmer war selbst einer der bekanntesten Containerer oder Mülltaucher Deutschlands, hat also zunächst viele Jahre von Supermärkten weggeschmissene Lebensmittel für den Eigenbedarf aus dem Abfall geholt, was in Deutschland als Gesetzesbruch gilt. Als seine Frau schwanger war, kam er auf die Idee, auf Supermärkte direkt zuzugehen und Lebensmittelspenden vorzuschlagen, und zwar mit den Worten: »Das ist doch win-win, oder? Ihr spart Entsorgungskosten, eure Angestellten fühlen sich wohler, weil sie nichts wegschmeißen müssen, und ihr könnt sogar nachhaltigen und sozialen Einsatz nach außen tragen.« Der Biocompany-Gründer, mit heute 60 Filialen in Berlin, Brandenburg und Sachsen, war der Erste, der offen für die Foodsharing-Idee war. »Damit ging die Lebensmittel-retten-Bewegung los – das war 2012«, sagt Raphael Fellmer. Dann kamen nach und nach weitere Läden dazu, erst in Berlin, dann in Köln und schließlich deutschlandweit. Privatmenschen können seither via Online-Netzwerk und an mittlerweile knapp 1 400 Tauschstellen durch die Initiative Foodsharing Deutschland und deren Plattform foodsharing.de Lebensmittel spenden oder nutzen. Und auch mehr als 16 500 Betriebe kooperieren mit der Initiative und spenden regelmäßig nicht mehr verkaufbare Lebensmittel. Laut eigenen Angaben konnten so bisher mindestens 207 Millionen Kilo Lebensmittel vor der Tonne gerettet werden. Rund 173 000 Ehrenamtliche engagieren sich als sogenannte Foodsaver, die Lebensmittel abholen und verteilen. »Wir sind die wahrscheinlich zahlenmäßig größte Organisation von freiwilligen Ehrenamtlichen in Europa, die sich einsetzen gegen die Verschwendung und für die Wertschätzung von Lebensmitteln.« Fellmer hat damit eindrücklich bewiesen, was aus der Idee eines einzelnen Menschen werden kann.

18. These: ESSEN IST … WIRTSCHAFTSMACHT

Das Milliardengeschäft der Lebensmittelriesen

14,2 Prozent des Einkommens geben die Deutschen jeden Monat laut Statistischem Bundesamt für Lebensmittel, alkoholfreie Getränke und Tabakwaren aus. Und mit der Entscheidung, zu welchen Produkten wir im Supermarkt greifen, haben wir auch Einfluss darauf, was überhaupt angeboten wird. Eine europaweite

Verbraucherstudie von Deloitte hat 2021 herausgefunden, dass neben dem seis auch Gesundheit und Nachhaltigkeit für viele Verbraucher eine immer größere Rolle spielt. Mehr als 70 Prozent der Befragten gaben an, bereit zu sein, mehr für Biolebensmittel und Produkte aus nachhaltiger und lokaler Produktion zu zahlen. Doch als 2022 als Folge des Russland-Ukraine-Krieges nicht nur die Energie, sondern auch die Lebensmittelpreise stiegen, spürten das Bioläden besonders: Laut Bundesverband Naturkost Naturwaren (BNN) sanken die Tagesumsätze etwa im März 2022 um mehr als 18 Prozent. Also gilt auch hier mal wieder Berthold Brechts berühmter Satz: »Erst kommt das Fressen, dann die Moral!«

Laut einer an der Freien Universität Berlin erschienenen Forschungsarbeit sehnen sich Konsumenten nach Informationen über die angebotenen Produkte und nehmen bei Kaufentscheidungen folgende mögliche Risiken wahr: »finanzieller Verlust, Zeitverlust, Verlust von Selbstwertgefühl, Ansehen und Gesundheit, aber auch Folgen für Umwelt und Gesellschaft«. Das Problem: Viele können überhaupt nicht überblicken, welche Produkte gesund, fair, ethisch und nachhaltig sind. Mehr als die Hälfte der Befragten der Deloitte-Verbraucherstudie wünscht sich etwa, dass die Lebensmittelhändler ihre Bemühungen in die Aufklärung verstärken. Auf dem Wochenmarkt oder beim regionalen Metzger hat man meistens noch die Chance, den Ursprung der Waren im direkten Gespräch zu erfragen. Aber im Supermarkt fühlen sich viele Konsumierende machtlos. Kein Wunder: Fast 12 000 unterschiedliche Artikel hat ein durchschnittlicher Supermarkt in Deutschland im Angebot, bei Discountern sind es zwischen 2 000 und knapp 6 000. Und schaut man genauer hin, stehen nur ganz wenige Multikonzerne hinter dieser Produktvielfalt. »Wir kaufen fast nur bei diesen acht Lebensmittelgiganten ein – ohne es zu merken« titelte beispielsweise *Focus* online im August 2020. Nestlé steckt zum Beispiel nicht nur hinter offensichtlichen Eigenmarken wie Nescafé, Nespresso oder Nestea, sondern auch hinter Eismarken wie Häagen-Dazs, Mövenpick und Schöller – außerdem verstecken sich Convenience-Marken wie Wagner-Pizza, Maggi, Delverde (ehemals Buitoni), Herta, Thomy – und sogar Vegi-Marken wie Garden Gourmet im Portfolio des Konzerns. Konkurrent Unilever glänzt nicht nur mit Körperpflegeprodukten wie Rexona und Axe, sondern ist auch der Mutterkonzern von Marken wie Knorr, Pfanni, Langnese, Ben & Jerry's und den Fleischersatzprodukten von The Vegetarian Butcher. Weitere dieser Multikonzerne mit bunten Portfolien sind etwa Kelloggs, Mars, Kraft-Heinz, Mondelēz und Danone. Hinzu kommen die zwei Getränkegroßkonzerne Pepsico und Coca-Cola die nicht nur Softdrinks anbieten, sondern auch im Wassersegment den Ton angeben. Was nur wenige wissen: Zu Pepsi gehören auch Snack-Marken wie Lays, Cheetos oder Doritos sowie Haferflockenprodukte.

Auch wenn Negativschlagzeilen über die Machenschaften einiger Multikonzerne vielen bekannt sein dürften, trübt das die Kauflust oft nicht. Der Grund ist laut der Forschungsarbeit der Freien Universität Berlin die Angst vor einem Qualitätsrisiko als »bedeutendste Risikodimension«. Wir kennen die Produkte dieser Großkonzerne oft seit unserer Kindheit und wissen, worauf wir uns einlassen: Sie sehen immer gleich aus, schmecken immer gleich, wecken vielleicht sogar emotionale Kindheitserinnerungen in uns – und sind damit innerhalb unserer Komfortzone. Das gibt uns Sicherheit. Wissenschafts- und Umweltjournalist Dirk Steffens schreibt in seinem Buch *Eat it!*: »Die Industrialisierung verwandelte die Landwirtschaft in eine Lebensmittelindustrie und sie machte die Menschen bereit für Fertignahrung.« Doch einige Überzeugungsarbeit sei schon nötig gewesen. »Dabei halfen den Fabrikanten Heldengeschichten über den Ursprung ihrer Produkte.« Nestlé habe wohl seine erste Säuglingsnahrung bereits mit einem 15 Tage alten Baby beworben, das sonst nichts essen wollte und so überlebt habe. »Liebig Fleischextrakt« soll als »Brühe für Kranke«, die an Cholera erkrankte Tochter eines Freundes vor dem Tod durch Unterernährung gerettet haben. »Wie sehr es aufs Marketing ankommt, haben die Industriellen früh erkannt – und beeinflussen damit bis heute, für welche Lebensmittel wir uns entscheiden«, schreibt Steffens.

Und die Wirtschaftsmacht einiger weniger ist auch bei den Anbietern selbst dominant. Laut *Geo Magazin* haben auch wenige große Einzelhandelsketten eine massive Marktmacht: »In Deutschland etwa teilen sich fünf Konzerne über 80 Prozent des Umsatzes: Edeka, Rewe, die Schwarz-Gruppe (Lidl, Kaufland), Aldi und Metro. Entsprechend sind ihre Möglichkeiten, auf Lieferanten einen Preisdruck auszuüben.« In der Schweiz kamen 2020 die zwei Lebensmittelhändler Coop und Migros (einschließlich der Discounterkette Denner) laut Statista gemeinsam auf rund 70 Prozent des Marktanteils. Die Spar-Gruppe, Rewe und Hofer erreichten 2022 in Österreich zusammen einen Anteil von 84 Prozent. Die auf Effizienz getrimmte Massenproduktion und der Massenabsatz von Lebensmitteln führen in vielen Produktkategorien dazu, dass sich Konsumenten über günstigere Preise freuen dürfen, als das etwa in ärmeren Ländern der Fall ist. In Industrienationen liegen die Ausgaben für Nahrungsmittel im Schnitt zwischen zehn und 20 Prozent des Einkommens, während Menschen in Entwicklungsländern 60 bis 80 Prozent ihres Geldes für Essen ausgeben.

Diesem Vorteil gegenüber steht aber zum einen, dass Großkonzerne eine gewaltige Marktmacht haben und Preise einander schnell anpassen können. Zum anderen bedeutet diese Marktdominanz weniger Konzerne auch eine Einschränkung der Vielfalt – und die geht bereits auf dem Feld los: »Fast 5,9 Milliarden Tonnen Feldfrüchte wurden 2021 auf dem gesamten Globus geerntet. Wir ernten mehr als jemals zuvor. Aber auf andere Art gleichzeitig weniger. Die Menge steigt zwar, aber die Vielfalt sinkt. Es wird vereinheitlicht, standardisiert und genormt. Das steigert die Effizienz«, schreibt Journalist Dirk Steffens, »von den vielleicht 30 000 essbaren Pflanzen auf der Erde, bauen wir nur ein Dutzend im großen Stil an – und es werden immer weniger.« Die Hälfte der gesamten Welternte entfalle mittlerweile auf Soja, Weizen, Mais und Reis. »Das sind die sogenannten Cash Crops – die vier Pflanzen, auf denen das Geld wächst. Sie werden oft subventioniert, lassen sich gut zu allen möglichen Fertigprodukten weiterverarbeiten und weltweit vermarkten.«

Wir alle müssen essen: Weil wir es brauchen und lieben, weil es Teil unserer Natur, unseres sozialen Gefüges und unserer Kultur ist. Und mit diesem Bedürfnis machen die genannten Lebensmittelkonzerne Milliardengeschäfte: Nestlé machte 2022 etwa weltweit einen Umsatz von 94,4 Milliarden Franken (über 100 Milliarden Euro), Unilever setzte im selben Jahr rund 60,1 Milliarden Euro in 190 Ländern um.

Die gute Nachricht: Konsumierende haben die Wahl. Es gibt nämlich auch kleinere Anbieter, die Konsumenten mit Essen versorgen und ein Stückchen vom Umsatzkuchen abbekommen: Mehr als 5 600 Hersteller von Nahrungs- und Futtermitteln – und das sind nur die mit mehr als 20 Angestellten – gab es laut Statista 2022 in Deutschland, dazu zählen Landwirte, Metzger und Bäckereien. Hinzu kommen mehr als 148 600 Gastro-Betriebe, von der Dönerbude über das urige Wirtshaus bis hin zum Fine-Dining-Sterne-Restaurant. Konsumierende haben also eine Wahl.

Auf Inflation folgt Shrinkflation und Skimpflation

Sebastian Lege ist Koch, Produktentwickler für die Lebensmittelindustrie und dem deutschsprachigen Publikum aus dem Fernsehen bekannt: Für das ZDF deckt er regelmäßig die »Tricks der

Lebensmittelindustrie« auf, indem er Fertigprodukte verschiedener Hersteller unter die Lupe nimmt und schaut, was genau darin steckt. Schnell wird dem Zuschauer klar: Um möglichst hohe Gewinne zu machen, enthält Convenience-Food oft die verrücktesten Pülverchen und Zutaten. In Mousse au Chocolat aus dem Kühlregal steckt beispielsweise statt echter Sahne einfach die Kombination aus Milch, Palmöl und jeder Menge Verdickungsmittel, statt echter Schokolade nur Kakaopulver und ein bisschen Schokolade, im Schnitt mehr als doppelt so viel Zucker als in der selbst gemachten Variante und die Mousse erhält Fluffigkeit und Volumen durch Luftbläschen. Leges Fazit in seiner Sendung »Lege packt aus« (ZDFbesseresser): »Ein luftiger Sahne-Fake!« Vermeintliche Delikatessen wie Trüffel-Ravioli enthalten bei genauerem Hinsehen im Schnitt 0,6 Prozent Trüffel – aber »das riecht, als ob in jeder Ravioli eine Knolle drin ist«, sagt Lege süffisant lachend. Dann nimmt er die Teigwaren auseinander und deckt auf: Statt mit echten Edeltrüffeln (Weißer Trüffel kostet je nach Ernte und Qualität zwischen 3 000 und 7 000 Euro pro Kilo, schwarzer Perigord-Trüffel zwischen 1 000 und 2 500 Euro) arbeitet die Industrie hier mit der kulinarisch wertlosen Billigvariante, die sich optisch nur schwer vom schwarzen Trüffel unterscheiden lässt (China-Trüffel kostet zwischen 100 und 300 Euro pro Kilo) und bringt den intensiven »sogenannten Trüffelgeruch« durch Aromen in das Produkt. Weil es zu Qualität und Mindestmengen in Deutschland keine Vorschriften gibt, kann überhaupt erst getrickst werden.

Sebastian Leges Sendungen zeigen auch: Mit jedem Verarbeitungsschritt verdienen die Lebensmittelgroßkonzerne mehr – nur das Marketing muss stimmen: Sogenannte »Cheese Strings«, die es als Fingerfood-Snacks im Kühlregal gibt und die aus Mozzarella gefertigt werden, der nur in eine andere Form gebracht wurde, kosten zum Beispiel fünfmal so viel wie das Grundprodukt selbst.

Und auch Trinkjoghurts sind laut Lege »astreine Abzocke«. Zwischen 1,99 und 8,40 Euro pro Liter kosten die als gesund, probiotisch und Darmflora-aktivierend beworbenen Getränke. Zum Vergleich: Naturjoghurt kostete zum Sendezeitpunkt im Jahr 2021 weniger als einen Euro pro Liter. Was kaum jemand weiß oder hinterfragt: Weil Joghurt immer voller lebender Bakterien ist, »ist er immer auch probiotisch«. Für Joghurtdrinks mischt die Lebensmittelindustrie also Joghurt mit sehr viel Wasser, Aromen, Bindemitteln, Joghurtbakterien sowie Zuckerersatzstoffen – füllt diese in winzige »medizinisch wirkende« Flaschen und schreibt »probiotisch« drauf. Dass der Trick funktioniert, zeigt ein Testtrinkerexperiment von Sebastian Lege. Die Tester bekamen dabei »normalen« Trinkjoghurt in einer großen Flasche und als »probiotisch« deklarierten Trinkjoghurt in einer kleinen Flasche kredenzt. Im Schnitt waren die Tester bereit, mehr als das Doppelte für die viel kleinere Flasche zu bezahlen – für die gleiche Menge wäre das der siebenfache Preis!

In vielen der Produkte im Supermarkt stecken also jede Menge Zutaten, die Konsumentinnen und Konsumenten darin nie vermuten würden. Mit Natürlichkeit hat das oft nichts mehr zu tun. Um diese »selber zu machen muss man schon werkstattähnlich handeln, um das genauso hinzubekommen wie die Industrie«, sagt Sebastian Lege in einem Interview mit Hamburg1. Und bei vielen Fertigprodukten sei »der Nährwert auch gleich Schrott. Damit ernährst du dich nicht, damit hältst du dich nur am Leben. Damit führt man sich nur Energie zu, aber keine Nährstoffe«, so Lege in einem *Stern*-Interview. Eine Dose Ravioli etwa sei »nur eine doppelt gekochte Fett-Stärke-Kombination mit viel Zucker – mehr nicht.«

Mit der durch die Coronapandemie und den russischen Angriffskrieg auf die Ukraine angeheizten Inflation, hat die Verbrauchertäuschung sogar noch zugenommen. Inflation heißt immer, dass

Verbraucher mehr für dasselbe Produkt zahlen müssen. Energiepreise, Rohstoffe und Transportkosten sind auch für die Lebensmittelhersteller und -einzelhändler gestiegen – damit werden höhere Preise gerechtfertigt. Doch auf die Inflation folgten auch Shrinkflation (deutsch: Schrumpfung) und Skimpflation (von Englisch »to skimp«, knausern, einsparen). Das heißt: Erst sind die Preise gestiegen, dann sind auch noch die Packungsinhalte kleiner geworden – und zu guter Letzt beginnen jetzt auch noch Hersteller wertige Zutaten mit billigen zu ersetzen. Die Verbraucherzentrale Hamburg hat zum Beispiel die Margarine Rama zur »Mogelpackung des Jahres 2022« gekürt. Denn: Statt 500 stecken jetzt nur noch 400 Gramm drin und der Preis blieb gleich – eine Preiserhöhung um 25 Prozent. Die Schweizer Pendlerzeitung *20 Minuten* hat ebenfalls genauer hingeschaut und eine Reihe von Produkten veröffentlicht, die von Shrinkflation betroffen sind: Alnaturas Pizza Margherita schrumpfte von 335 auf 300 Gramm zum selben Preis (minus 12 Prozent), Express-Reis von Ben's Original wurde 20 Rappen billiger, statt 250 sind aber nur noch 220 Gramm drin (Preisplus von 7 Prozent), Mars und Snickers gibt es statt im Sechser- nur noch im Fünferpack (Preis Plus von 9 Prozent), 110 Gramm Dorito-Chips gab es zum selben Preis wie ein Jahr zuvor – aber damals waren es noch 125 Gramm (Aufschlag von 14 Prozent).

Wer genauer hinschaut und die Produkte kennt, bemerkt die Schrumpfung vielleicht. Aber die Skimpflation, also das Ersetzen von Zutaten durch billigere, ist für Verbraucher kaum zu erkennen – zumal einige Hersteller die Änderungen laut ARD-Recherchen nicht einmal auf der Packung angeben. So haben 2022, als das Sonnenblumenöl durch den Russland-Ukraine-Krieg knapp wurde, etwa Pommeshersteller das Sonnenblumenöl durch Palmöl ersetzt – und die Billigproduktionsvariante nach Ende der Knappheit einfach beibehalten. Durch den höheren Anteil an gesättigten Fettsäuren ist diese Alternative ungesünder, durch die

Regenwaldrodung in den Anbaugebieten zudem weniger nachhaltig. Andere Produkte werden etwa mit viel Wasser und Bindemitteln wie Kartoffelfasern künstlich aufgeplustert, während der Anteil an echten Kartoffeln (z. B. Ja!-Kartoffelpuffer bei Rewe), Erbsenproteinen (z. B. Vegi-Lasagne von Iglo) oder sogar Butter und Rapsöl (z. B. Arla Kærgården) heimlich sinkt. Das hat die Verbraucherzentrale Hamburg aufgedeckt. Das Einzige was Konsumenten vermutlich vor solchen Machenschaften schützt: Möglichst viel mit unverarbeiteten Rohstoffen selber kochen!

Warum man mit Sterneküche eher kein Geld verdient

»Beste Produktqualität, Know-how der Küchenchef*innen, Originalität der Gerichte und, was ebenso wichtig ist, die Beständigkeit sowohl auf Dauer als auch über die gesamte Speisekarte hinweg« – das sind laut *Guide Michelin* die Kriterien, nach denen Sterne für die besten Restaurants der Welt vergeben werden. Oft sind hochdekorierte Sterne-Gastronomien über Monate im Voraus ausgebucht. Mit der Auszeichnung steigt die mediale Aufmerksamkeit – und auch die Neugier von Genussmenschen, die die besonderen Küchenkreationen mal erleben möchten. Doch anders, als man glauben könnte, werden Sterne-Köche in der Regel nicht stinkreich, sondern kämpfen oft Tag für Tag ums Überleben – dafür gibt es zahlreiche Belege. Auf höchstem Niveau zu kochen sei »nicht allein eine Frage von Talent, Disziplin, guten Mitarbeitern und besten Zutaten. Es ist auch eine Frage der Finanzierung«, schreibt etwa die Journalistin Christiane Meister-Mathieu in ihrem *Handelsblatt*-Text »Wie man in Deutschland mit Sterneküche Geld verdient – oder nicht«. Und weiter: »Auch wenn das große Menü mit Weinbegleitung in einem Drei-Sterne-Restaurant schon mal teurer sein kann als der aktuelle Hartz-IV-Satz, ist die finanzielle Unterstützung durch Investoren oder ein Hotel bei Restaurants dieser Klasse mehr die Regel als die Ausnahme.«

Auch der Kaiserstühler Koch Franz Keller berichtet in seinem Buch *Vom Einfachen das Beste: Essen ist Politik oder warum ich Bauer werden musste, um den perfekten Genuss zu finden* (Westend, 2018) davon. Er sagt: »Wer beim Krieg der Sterne dabei sein will, hat mit einem enormen Aufwand zu kämpfen.« Von Küchengrößen in Drei-Sterne-Tempeln wie Michel Guérard und Paule Bocuse höchstpersönlich ausgebildet, gehörte Keller ab Ende der 1970er-Jahre zu den gefragtesten Spitzenköchen Deutschlands. In »Franz Kellers Restaurant« (ab 1979) in Köln erkochte er in seiner ersten Selbstständigkeit zwei Sterne. Dafür mietete er nicht nur Räumlichkeiten für mehr als 5 000 Mark pro Monat, sondern investierte auch noch über 500 000 Mark in die Küchen- und Innenausstattung: schwarzer Fußboden, dunkelblaue Decke, vergoldete Wände – »Wir waren mit der Einrichtung den aktuellen Trends um Jahre voraus«, schreibt er. Der Laden schlug zunächst »ein wie eine Bombe«, bekam Auszeichnungen, tolle Kritiken, machte Umsätze von 120 000 Mark im Monat – »aber die hohe Pacht, die Kreditverträge und die Personalkosten sorgten dafür, dass trotzdem nichts hängen blieb.«

Denn die Kriterien, die Restaurantführer wie der *Guide Michelin* verlangen, haben ihren Preis. »Beste Produktqualität« kostet so manches Restaurant rund 17 000 Euro pro Monat – davon berichtet Food-Journalist Peter Gnaiger in seinem Buch *In die Suppe gespuckt. Von Sternen, Hauben und anderen Geschäften* (Ecowin, 2006), das er gemeinsam mit dem ehemaligen *Gault-Millau*-Testesser und Steuerberater Wolfgang Hoffmann geschrieben hat. Hinzu kommen laut den beiden Autoren neben hohen Mietkosten für beste Lagen sehr hohe Personalkosten: »Die Lohnnebenkosten machen in der Gastronomie 110 Prozent aus. Das heißt im Klartext: Ein Mitarbeiter, der 1 500 Euro netto verdient […], kostet den Gastronomen 3 100 Euro. Bei Küchenbrigaden von bis zu 15 Mitarbeitern und einer Servicebrigade, die ebenfalls aus mindestens 10 Mitarbeitern besteht, muss man schon viele Hummerschaumsüppchen verkaufen, um wirtschaftlich arbeiten zu können.« Franz Keller benennt die Personalkosten mit etwa 50 bis 60 Prozent des Umsatzes und gibt zudem zu bedenken, dass beispielsweise auch die Weinauswahl im Zweifelsfall darüber bestimmt, ob ein Stern vergeben wird oder nicht. Er schreibt: »Selbst ein kleiner Ein-Sterne-Laden muss ja erst mal gut und gerne 50 000 Euro im Weinkeller versenken – totes Kapital.« Wenn alles unter Idealbedingungen laufe, könne mit einer Rendite von fünf bis sechs Prozent gerechnet werden – »doch die meisten sind froh, wenn sie überhaupt aus den roten Zahlen herauskommen.«

In den 1980er-Jahren glaubten Großinvestoren noch daran, dass mit der Spitzengastronomie das große Geld gemacht werden könne. Hochverschuldet wechselte Franz Keller nach seiner Pleite in Köln 1988 als Gastronomiedirektor ins Schlosshotel Bühlerhöhe hoch über Baden-Baden. Nach seinem medienwirksamen Sterne-Erfolg in Köln bekam er als »der am besten bezahlte Koch Deutschlands« eine halbe Million D-Mark Jahresgehalt angeboten und sagte zu. Das auferlegte Ziel des finanzstarken Hotelinvestors: Die Gastronomie des Luxushotels zum Drei-Sterne-Restaurant zu machen. Schließlich ist ein ausgezeichnetes Restaurant Aushängeschild, Marketinginstrument und Publikumsmagnet für jedes Hotel. Von Anfang an warnte Franz Keller seinen Chef, dass man mit einem Drei-Sterne-Restaurant selbst kein Geld verdienen könne, sondern das Hotel das Restaurant mittragen müsse. Doch erst nach rund zwei Jahres sah das auch der Investor ein, Keller ging und der Investor steckte die Sterne-Ziele kleiner.

1993 hat Franz Keller in seinem Leben bewusst »eine radikale Kehrtwende vollzogen«. Statt unter Druck und den Augen der Öffentlichkeit den nächsten ambitionierten Sterne-Tempel aufzubauen, hat er seine bodenständige Adler Wirtschaft in Hattenheim eröffnet. Zudem wurde er Landwirt, der seine eigenen Produkte hegt, pflegt und mit Respekt verarbeitet. *Der Spiegel* titelte 2018: »Spitzenkoch Franz Keller wurde aus Wut zum Bauern.« Und diese Wut hatte er tatsächlich – auf die auferlegten Zwänge in der Spitzengastronomie, Exotisches und Seltenes statt Regionales und Einfaches zu verarbeiten. Wütend machte ihn auch die »Geiz ist Geil«-Mentalität der Deutschen, die billiges Fleisch aus Massentierhaltung einfach in Kauf nehmen, wie er schreibt. Mit der Entscheidung, sein Leben neu auszurichten, schrieb er damals einen Brief an Michelin Deutschland und seine rund 900 Stammgäste, »dass ich in Zukunft lieber ohne Sterne kochen möchte, um frei zu sein und genau das zu tun, was ich für richtig halte«. Denn die Sterneküche sei damals auf einen falschen Weg geraten, den er nicht weiter mitgehen wollte.

Ein bewegender und seine Entscheidung bestätigender Schlüsselmoment war für ihn die Nachricht des Todes des französischen Drei-Sterne-Kochs Bernard Loiseau (Restaurant: »La Côte d'Or«) 2003. Keller kannte ihn aus seinen jungen Jahren in Paris und schreibt: »Als der *Gault Millau* ihm ein paar Punkte abzog und das Gerücht aufkam, dass auch der *Michelin* ihm einen seiner Sterne nehmen wollte, erschoss er sich mit seinem Jagdgewehr.« Das sei ein schmerzhaftes Beispiel dafür, »unter welch enormem Druck die Sterneköche auch heute stehen – nicht nur kulinarisch, sondern eben auch ökonomisch«. Denn es genüge nicht, ein exzellenter Koch zu sein. »Wer in der Sterne-Manege zaubern und punkten will, muss einen extremen Aufwand betreiben: Ambiente, Ausstattung, Tischgeschirr – das ganze Brimborium drumherum – spielen bei der Beurteilung eine wichtige Rolle. Selbst wenn die Restaurantkritiker immer wieder behaupten, dass sie ausschließlich die Qualität des Essens beurteilen.«

Auch Peter Gnaiger und Wolfgang Hoffmann, die in ihrem Buch auf gewisse Weise mit den großen Restaurantführern abrechnen, beschreiben die Schattenseiten der Branche: »Alkohol- und Drogenprobleme sind in der Szene genauso verbreitet wie in der Popbranche.« Doch wenn man bedenke, dass ein ambitionierter Koch 320 Tage im Jahr 14 Stunden am Tag in der Küche steht und ständig die emotionale und wirtschaftliche Angst im Nacken hat, in der nächsten Ausgabe als »Absteiger« gelistet zu sein, sei das auch kein Wunder:

> »Einmal, beim einzigen Testbesuch pro Jahr, die Wachtel zu lange gebraten und schon ist die Katastrophe da. Aber da wurde schon das Personal aufgestockt, die Preise sind auch schon oben und die Weinkarte ist so dick wie drei gebundene Ausgaben des Weinmagazins *Falstaff*. 100 bis 200 Positionen sollten darin schon zu finden sein, um die Damen und Herren von den Gourmetführern zu beeindrucken.«

Wer sich breiter aufstellt und Nebeneinkünfte generiert, kann als Gastronom vermutlich besser schlafen. Weil man »mit einem Sternerestaurant alleine heute kein Geld mehr verdienen kann. Deshalb müssen sich ja gerade die Spitzenköche oder die, die meinen, dazuzugehören, in Kochshows tummeln, Kochseminare geben oder ihre Drei-Sterne-Restaurants gleich von Sponsoren tragen lassen, um überhaupt so arbeiten und überleben zu können«, schreibt Franz Keller. Selbst eines der weltberühmtesten Restaurants schlechthin, das »El Bulli« an der spanischen Costa Brava, von Molekularküchen-Miterfinder Ferran Adrià, erwirtschaftete mit seinen 50 Sitzplätzen nie ein Umsatzplus. Zwischen 2002 und 2009 bekam es fünfmal die Auszeichnung »Bestes Restaurant der Welt«. Bis zu zwei Millionen Reservierungsanfragen erreichten das Drei-Sterne-Restaurant mit Menüs aus bis zu 50 Gängen zu Spitzenzeiten jährlich. Ferran Adrià war und ist ein kulinarischer Weltstar, das »El Bulli« ein Restaurant mit Legendenstatus –

und trotzdem war es kein rentables Geschäft! Gemeinsam mit seinem Bruder Albert entwickelte Ferran unter anderem die Marke El Bulli weiter, verkaufte Bücher, DVDs und bis heute Zutaten für die Molekularküche. Mit diesen Vermarktungseinnahmen gelang es ihnen, »die 300 000 Euro Verlust jedes Jahr wieder reinzuholen«. Andere Kochkollegen betreiben neben dem Sterne-Restaurant noch ein erschwinglicheres Bistro, bieten Waren im eigenen Feinkostladen an oder bringen gleich das eigene Küchenausstattungssortiment auf den Markt – von der Schürze über eine komplette Topf-, Pfannen- oder Messerkollektion bis hin zur eigenen Gewürz-, Suppen-, Saucen- oder sogar Hundefuttermarke.

Auch wenn dieser ökonomische Blickwinkel auf die Sterne- und Haubengastronomie die Lust auf einen Besuch in einem Spitzenrestaurant etwas trübt, sollte man nicht vergessen, dass hinter jedem Restaurant ein großes, ambitioniertes Team steckt, das jeden Tag Essen für Menschen auf den Teller bringt und nur ein Ziel hat: die Gäste mit kulinarischen Kreationen glücklich zu machen. Im Fokus sollte dabei die Freude am Essen stehen. Wer dem Küchenteam zusätzlich etwas Gutes tun möchte und noch Geld im Portemonnaie hat, sollte vielleicht darüber nachdenken, ein Merchandising-Produkt als Souvenir mitzunehmen.

19. These: ESSEN IST … LIEBE

Geht Liebe durch den Magen?

»Essen und Beischlaf sind die beiden großen Begierden des Mannes«, soll schon der chinesische Philosoph Konfuzius (551–479 v. Chr.) gewusst haben. Diese männliche Sicht auf die Dinge klingt aus heutiger Perspektive wie die Aussage eines eingestaubten Machos. Die klassische Rollenverteilung prägte aber auch noch in den 1960er-Jahren die wissenschaftliche Betrachtungsweise der Frage »Geht Liebe durch den Magen?«. Literaturnobelpreisträger Elias Canetti schrieb beispielsweise 1960 in *Zur Psychologie des Essens*:

> »Für die Familie trägt der Mann seinen Teil der Nahrung bei, und die Frau bereitet ihm die Speise. Dass er von ihrer Speise regelmäßig genießt, macht das stärkste Band zwischen ihnen aus. Am innigsten ist das Leben der Familie dort, wo man am häufigsten zusammen isst.«

Wer nun tatsächlich das Essen zubereitet oder das Geld nach Hause bringt, spielt eigentlich keine Rolle. Fakt ist: Das gemeinsame Essen ist ein zentraler Faktor in Liebesbeziehungen »als Genussfaktor«, sagt die Paar- und Sexualtherapeutin Dr. Heike Melzer aus München im Interview mit Radio Bremen. Sich gemeinsam etwas zu gönnen, ein Essen mit Liebe und Zeit für den anderen zuzubereiten – das sei etwas sehr Schönes. »Es ist auf jeden Fall eine sinnliche Erfahrung, die das Belohnungssystem direkt anspricht.« Weil das Belohnungssystem in den älteren Hirnstrukturen sitze, werde immer dann das Glückshormon Dopamin ausgeschüttet, wenn wir etwas tun, was die Weitergabe unserer Gene oder den Erhalt unseres eigenen Lebens beeinflusse: »Dazu gehören an erster Stelle Sex, an zweiter Stelle Essen«, so Melzer, deshalb seien Sexualität und Essen für den Kit einer Beziehung »sehr verwandt miteinander«. Nicht ohne Grund zeigen Studien, darunter eine US-Untersuchung mit über 2 000 Teilnehmenden, dass Paare im ersten Beziehungsjahr rund acht Kilo zunehmen. Die gute Nachricht: »Wo viel Bauch ist, ist auch viel Liebe« – so titelte der Bayerische Rundfunk. Ein gemütlicher Abend mit Snacks und einem spannenden Blockbuster, ein romantisches Candlelight-Dinner beim neuen Italiener, ein Gläschen Wein hier, ein leckeres Eis da: In Beziehungen machen wir es uns gemütlich und lassen es uns gut gehen. Und in Gesellschaft isst es sich nicht nur schöner, sondern auch üppiger. Auch wenn die Beziehungsplauze selbst nicht gerade gesund ist, sagen Experten wie der Soziologe Dr. Johannes Stauder vom Max-Weber-Institut der Universität Heidelberg dennoch: »Langfristig sind Menschen in einer Beziehung gesünder als Singles.«

Auch wie es gerade um die Liebe steht, hat Auswirkungen auf unseren Magen. Sind wir schrecklich verliebt, haben wir Schmetterlinge im Bauch – Aufputsch-Hormone wie Dopamin und Adrenalin rauschen durch unseren Körper. Wir fühlen uns wach, lebendig und laufen mit einer rosaroten Brille durch die Welt, die uns erst Atem und Appetit verschlägt, uns aber anschließend in den Genussmodus versetzt. Leiden wir hingegen unter Liebeskummer, bekommen viele Menschen keinen Bissen mehr herunter, andere stopfen sich bei Schnulzen-Fernsehen und mit einer Großpackung Taschentüchern bewaffnet mit Trost-Schokolade oder gleich einem ganzen Becher Eiscreme voll. Warum? »Liebeskummer verursacht viel Stress. Alle Reaktionen des Körpers auf Dauerstress treten also auch bei Liebeskummer ein. Zum Beispiel ein höherer Herzschlag und erhöhte Cortisol- und Adrenalinspiegel. Deshalb bekommt man fast keinen Bissen runter«, erklärte Dr. Gert ter Horst, Professor für Neurobiologie vom Universitätsklinikum in Grönigen dem *Vice*-Magazin 2017. Statt in den Genussmodus schaltet der Körper in den Kampf- und Überlebensmodus:

> »Da wird Essen zweitrangig. Dein Körper hat einen Weg gefunden, dein Hungergefühl zu unterdrücken: Die Muskelkontraktionen um Magen und Darm werden weniger, sodass alles langsam zur Ruhe kommt und die Verdauung langsamer läuft.«

Weil das Emotionszentrum des Gehirns (Amygdala) und der Hypothalamus, der für Hunger- und Durstsignale zuständig ist, im Gehirn nahe beieinanderliegen, können sie sich etwa bei Trauer, Wut und Einsamkeit laut dem Neurobiologen gegenseitig beeinflussen. Menschen, die schon als Kind gelernt haben, dass Süßes und Fettiges trösten können – sogenannte emotionale Esser –, greifen hingegen auch im Erwachsenenalter bei Kummer zu Schokolade, Pizza, Chips und Co., um sich selbst zu trösten.

Forscher des Max-Plack-Instituts für Bildungsforschung haben in einer Langzeitstudie über 16 Jahre Daten von 20 000 Menschen bezüglich deren Essverhalten und Beziehungsstatus untersucht und herausgefunden: Nach Scheidungen nehmen Menschen am meisten zu. Doch sind Schmerz und Wut überstanden, normalisiert sich der Body-Maß-Index bei den meisten nach dem Ende einer Beziehung wieder auf das Vorbeziehungsniveau. »Das entspricht der Vorhersage der sogenannten Heiratsmarkthypothese, wonach Menschen auf Partnersuche sich um ein niedrigeres Körpergewicht bemühen, da dies mit mehr Attraktivität verbunden wird«, schreibt der Co-Autor der Studie und Institutsdirektor Ralph Hertwig.

Warum es bei Mama am besten schmeckt

Jeder kennt die Vorfreude auf das Lieblingsgerichte wenn Mama zum Sonntagsessen eingeladen hat. Denn mit relativer Sicherheit hat sie etwas zubereitet, was wir schon seit unserer Kindheit lieben: den großen Topf Spaghetti Bolognese mit viel Parmesan, den besten Schweinebraten mit Soße, die nur bei Mama genauso schmeckt, oder den cremigen Käsekuchen mit Mandarinen – natürlich aus der Dose –, weil sie das immer schon so gemacht hat und der genauso zubereitet werden muss. Mamas (und Omas natürlich auch!) geben sich oft auch in besonderer Weise Mühe, dass das Essen lecker aussieht: ein paar Gurkenscheibchen hier, ein Klecks Mayo da – und schon ist selbst die normale Butterstulle ein Hochgenuss! Alleine wenn ich Grießbrei mit Zimt und Zucker auch nur rieche, denke ich zum Beispiel an meine Mama, die mir eine Schale voller Liebe und Zuwendung ans Bett bringt – daneben natürlich stets ein paar Orangen- und Apfelschnitze in akkurater Fächerform drapiert. Sei es gegen Halsweh, schlechte Noten oder Liebeskummer: die Extraportion süße Liebe half immer! Weitere Naschereien mit Herz waren bei meiner Mama sogenannte »Betthupferl«: Ein kleines Bonbon oder Stückchen der guten weißen Schokolade mit ganzen Nüssen, kurz bevor es ans Zähneputzen und Zubettgehen ging. Heute bin ich Mitte 30, wohne schon lange nicht mehr bei Mama, aber fast jeden Abend bekomme ich eine WhatsApp-Nachricht mit einem Bonbon-Emoji und einem Kuss-Smiley – das Betthupferl 2.0!

Bei Mama schmeckt es eben am besten – und das hat einen Grund: Geschmack und Geruch ihres Essens schenken uns ein Gefühl von Geborgenheit und Liebe und versetzen uns in die behüteten Zeiten der Kindheit zurück. Elias Canetti sieht in der Mutter die zentrale Figur, die die Familie als »Kern- und Herzstück« nährt und zusammenhält:

> »Mutter ist jene, die ihren eigenen Leib zu essen gibt. Sie hat das Kind in sich genährt und bietet ihm dann ihre Milch. Diese Tendenz setzt sich in abgemilderter Form während vieler Jahre fort; ihre Gedanken […], kreisen um die Nahrung, deren das heranwachsende Kind bedarf. […] Ihre Leidenschaft ist, zu essen zu geben: zu sehen, dass es isst; zu sehen, dass das Essen bei ihm zu etwas wird. Sein Wachstum und die Zunahme seines Gewichts sind ihr unabänderliches Ziel. Ihr Gebaren wirkt selbstlos und ist es auch.«

Wissenschaftlerinnen der englischen Durham Universität haben 2022 herausgefunden, dass Babys schon im Mutterleib auf Geschmack reagieren, weil sie die Aromastoffe über das Fruchtwasser einatmen und schlucken: Mithilfe von 4D-Ultraschall-Geräten analysierten sie den Gesichtsausdruck von 100 Babys (in der 32. und noch mal in der 36. Schwangerschaftswoche), nachdem die Mütter Kapseln mit Karotten- oder Grünkohlpulver geschluckt hatten. Das Ergebnis: »Föten, die dem Karottengeschmack ausgesetzt waren, zeigten häufiger ein lachendes Gesicht, während Föten, die dem Grünkohlgeschmack ausgesetzt waren, häufiger ein weinendes Gesicht zeigten.« Die Forscherinnen vermuten, dass Lebensmittel, die von der Mutter häufiger während der Schwangerschaft gegessen wurden, auch nach der Geburt vom Baby eher akzeptiert werden. Die Mutter gibt also wahrscheinlich bereits während der Schwangerschaft Lebensmittelpräferenzen an ihr Kind weiter und prägt vertraute Geschmäcker schon vor der Geburt! Auch über die Muttermilch werden Geschmäcker aufgenommen. Doch sobald wir auf der Welt sind, spielt das Erleben ein wichtiges Zünglein an der Waage, ob wir Geschmäcker als gut oder schlecht abspeichern: Werden wir liebevoll an Mamas Brust gedrückt gefüttert, speichern wir zum Beispiel das Apfelkompott als gut ab. Artet hingegen jedes Mittagessen, bei dem es Rosenkohl gibt, in einen Kampf aus, speichern wir Rosenkohl als schlecht ab. Acht- bis sechzehnmal muss ein Kind laut der Ernährungsforscherin Christine Brombach von der Zürcher Hochschule für Angewandte Wissenschaften (ZHAW) ein abgelehntes Lebensmittel probieren, bis es neue Akzeptanz erlangt. Wer es mit Zwang essen muss, wird diese Emotion abspeichern und es höchstwahrscheinlich auf alle Zeiten ablehnen. Weil Mütter uns ihr Essen aber in der Regel mit Wohlwollen und Selbstlosigkeit servieren, speichern wir Mamas Speisen als besonders lecker ab.

Wer für andere mit Liebe und Zeit ein Essen zubereitet, zeigt damit Respekt, Zuneigung und erobert viele Herzen! Schon Wilhelm Busch wusste: »Es wird mit Recht ein guter Braten gerechnet zu den guten Taten.« Der Kochende schenkt nämlich nicht nur Liebe, sondern auch viel Zeit. Schenken ist ein selbstloser Akt, der die Macht hat, Beziehungen zu festigen. Und kulinarische Geschenke zeigen in besonderem Maße deutlich: »Ich hab dich gern!« – ob eine Einladung zum selbst gemachten Gulaschtopf, selbst eingekochte Erdbeermarmelade im Sommer, ein frisch gebackener Kuchen als Mitbringsel oder frisch gemachter Eierlikör als Weihnachtspräsent im Winter. Meine Mama ist unter Freunden, Verwandten und Arbeitskollegen berühmt für ihre mit Himbeer- und Erdbeermarmelade gefüllten Hildabrötchen zur Adventszeit. Als gefüllte Doppeldecker sind die knusprigen Leckereien recht aufwändig aber eben auch etwas ganz Besonderes – und mit Liebe gemacht!

Keine Banane beim ersten Date!

Susi und Strolch schauen sich im gleichnamigen Disney-Klassiker (1955) verliebt in die Augen, während beide eine schier endlos lange Spaghetti in ihre Mäuler schlürfen – und am Ende treffen sie sich zu einem schüchternen Kuss. Anschließend stupst Strolch mit seiner Schnauze das letzte Fleischbällchen in Susis Richtung und schaut seine Hundedame verträumt an. Das ist wohl die bekannteste Liebesszene der Welt, bei der Essen die Hauptrolle spielt, dicht gefolgt von der Restaurantszene in »Flashdance« (1983), in der Jennifer Beals als 18-jährige Alex so lasziv an einem Hummerschwanz schlabbert und knabbert – und währenddessen unter dem Tisch zum Vorspiel übergeht –, dass so mancher Zuschauer damals vermutlich peinlich berührt oder feurig empört den Kinosaal verlassen hat.

Ein Candlelight-Dinner, wie bei Susi und Strolch, kann etwas sehr Romantisches und Inniges haben – zumindest, wenn die Spaghetti nicht mit zu viel Knoblauch gewürzt sind. Essen kann aber auch erotisch sein: Beim Nyotaimori- oder Nantaimori-Sushi in Japan werden die kleinen Fischröllchen nicht etwa auf Tellern, sondern auf Palmen- oder Bananenblättern auf dem Körper einer nackten Frau oder eines nackten Mannes serviert. Dieses »Essensspiel« soll bereits auf die Edo-Zeit in Japan (1603 bis 1868) zurückgehen. Die moderne Variante sind sogenannte »Erotische Dinner«, die man etwa zu Junggesellenabschieden buchen kann und die »ein erotisches Dessert-Erlebnis« oder ein »Drei-Gänge Menü auf einem Schiff mit privater Strip Show« versprechen.

Während viele womöglich bei Erdbeeren und Schlagsahne an Zutaten für ein süßes Vorspiel denken, sind es vor allem natürliche Kräuter und Knollen, die laut überliefertem Volkswissen luststeigernd wirken sollen: »Weltweit gibt es sicher mehrere Hundert Gewächse, denen eine aphrodisierende Wirkung nachgesagt wird«, so Johannes G. Mayer, Leiter der Forschungsgruppe Klostermedizin an der Uni Würzburg, zu der Journalistin Katja Wallrafen in einem *Die-Welt*-Interview. Ginseng, Muskatnuss, Chili, Schokolade, Brennnesseln, Ingwer, Zimt und Ananas gehören beispielsweise zu diesen hochgepriesenen Nahrungsmitteln. Aber wissenschaftlich fundierte Beweise fehlen bisher laut dem Experten. Bei Austern etwa, die zu den erotischen Lebensmitteln schlechthin zählen, ist immerhin ein hoher Zinkgehalt nachweisbar. Und Zinkmangel wiederum kann die Lust senken und für Erektionsstörungen beim Mann sorgen. Aber der Münchner Sexualmediziner Dr. Axel-Jürg Potempa klärte im Interview mit Fitbook.de auf: »Herrscht kein Mangel, bringt eine Extraportion des Spurenelements auch nichts.« Unterschätzen dürfte man die Wirkung solcher nach alten Weisheiten aphrodisierenden Lebensmittel aber auch nicht: »Der Mythos um die Auster ist so stark, dass man den Placeboeffekt nicht unterschätzen sollte«, sagt er. Weil Forschungen zeigen, dass Unlust oft mit Stress und psychischen Belastungen zu tun hat, wirken Placebos in Sexualstudien immerhin bei 23 bis 33 Prozent der Fälle. Auster, Ananas, Ginseng und Co. sind also immerhin einen Versuch wert!

Medizinhistoriker Mayer berichtet auch davon, dass manchen Gewächsen alleine ihres Aussehens wegen aphrodisierende Eigenschaften zugeschrieben wurden, etwa bei Spargel, Karotten oder Meerrettich. Genügend Anlass, um in diesem Kapitel mit dem humoristischen Die-Ärzte-Songtext von »Die Banane« (2002) zu enden. Darin beschreiben die Berliner Punkrocker nämlich, wie ein Date durch eine Banane völlig danebengeht. Zunächst »ein Essen bei Kerzenschein, Romantik und Wein«. Doch dann »schälte sie 'ne Banane. Mein Gehirn wurde plötzlich zu Sahne. […] sie aß die Banane. Statt Romantik gab's nur noch profane Gefühle in mir.« Was als netter Abend in Zweisamkeit begann, endet in Wollust – der Banane sei Dank!

20. These: ESSEN IST … GENUSS

Kochen: Der Zauber der Verwandlung

»Die Küche ist multisensorisch […] Sie spricht Auge, Mund, Nase, Ohr und Geist an. Keine andere Kunst besitzt diese Komplexität« – das soll der französische Nouvelle-Cuisine-Chefkoch Pierre Gagnaire gesagt haben. Und diesen alle Sinne berührenden Effekt schafft Essen nicht nur mit Aromen und extravaganten Anrichteweisen, sondern auch mit Schnitttechniken und verschiedenen Konsistenzen. Volkskundler Ulrich Tolksdorf bezeichnete Essen in der Form, in der Menschen es heute tun, als »Kulturgut«. Denn im Gegensatz zum Tier nehmen wir Nahrung nicht nur aus purer Instinktsteuerung zu uns – Tiere »fressen und saufen das, was ihre Instinkte der Kategorie ›essbar‹ bzw. ›trinkbar‹ zuordnen«, schreibt Tolksdorf, »der Mensch hingegen, der das instinktive Niveau verlassen hat, besitzt ein anderes Informationssystem. […] Zwischen Bedürfnis (Hunger) und Befriedigung (Essen und

Trinken) setzt der Mensch das ganze kulturelle System der Küche.« Und in der Küche werden Nahrungsmittel durch Verwandlung zu Gerichten, die all unsere Sinne betören.

Allein mehr als ein Dutzend Grundzubereitungsarten gibt es: Man kann Fleisch, Fisch oder Gemüse nicht nur bei über 100 Grad Celsius kochen oder in der Pfanne braten, sondern auch pochieren (bei 65 bis 80 Grad), sieden (knapp unter 100 Grad), dämpfen (und zwar trocken, nass, mit oder ohne Druck), frittieren (in Fett oder Heißluft mit hoher Luftgeschwindigkeit), kaltgaren (in Säure wie Citrussäften), sautieren (kurz in Fett unter Bewegung schwenken), grillen (über Infrarotstrahlen wie Feuer), backen (etwa im Ofen), gratinieren (backen mit starker Oberhitze), rösten (frittieren bei sehr hoher Temperatur), schmoren (geschlossen mit wenig Flüssigkeit kochen), dünsten (im eigenen Saft garen), vakuumgaren (zum Beispiel in Sous-Vide-Becken bei Niedrigtemperatur), confieren (in Fett bei niedriger Hitze garen), en papillote zubereiten (in Folie, Papier, Bananenblätter oder Salzkruste verpackt garen, braten oder backen) oder blanchieren (kurz abkochen und abschrecken). Und jede dieser Zubereitungsweisen erfordert Können und führt zu einem anderen Erlebnis am Gaumen. Hinzu kommen weitere Methoden, wie das Aufschäumen, Gelieren, Spicken, Flambieren, Passieren, Gefrieren, Marinieren, Beizen, Fermentieren, Pickeln, Trocknen, Einlegen oder Räuchern von Zutaten.

Bevor Köchinnen und Köche aber so richtig loslegen, wählen sie ihre Zutaten aus, entscheiden, welche Aromen zusammen harmonieren könnten, und machen sich Gedanken über verschiedene Konsistenzen auf dem Teller. Gemüse muss geputzt, Fleisch und Fisch pariert (von Knochen, Sehnen, Fett und Häuten befreit) und gegebenenfalls bridiert (mit Küchengarn oder Nadeln in Form gebracht) werden. Nicht nur für das Aussehen, sondern auch für den Geschmack und die Konsistenz entscheidend ist außerdem die Schnitttechnik. Damit das Schneiden möglichst schnell, präzise und ohne Verletzungen gelingt, nutzen Profis die sogenannte Krallentechnik, bei der die eine Hand wie eine Katzenkralle auf dem Produkt liegt, die andere Hand das Messer hebt und senkt – und beide Hände gemeinsam zum Beispiel die Karotte entlangwandern, bis sie komplett geschnitten ist. Heraus kommen dann etwa Julienne (lange, dünne Streifen), Brunoise (circa 2 Millimeter große Würfel) oder Macédoine (circa 5 Millimeter große Würfel).

Nicht ohne Grund ist die Kochlehre ein dreijähriger Ausbildungsberuf. All diese Techniken tragen dazu bei, dass wir wahre Kunstwerke auf dem Teller haben. Aber ist Kochen tatsächlich Kunst? »Nein! Kochen ist ein wunderschönes Handwerk«, sagt der Schweizer Drei-Sterne-Gastronom Andreas Caminada, »zuerst sollen die Speisen das Auge erfreuen, dann die Nase, den Gaumen, alle Sinne. Die Gefühle. Danach soll eine gute Erinnerung ans Essen bleiben.«

Würzen: Mehr als nur salzen und pfeffern

Die fünf Grundgeschmacksrichtungen süß, sauer, salzig, bitter und umami (in etwa: fleischig, vollmundig, herzhaft) werden von unseren Geschmacksrezeptoren auf der Zunge wahrgenommen und bestimmen darüber, wie uns etwas schmeckt. Auch Fettigkeit wird als Geschmack wahrgenommen und sorgt für Genussmomente. »Die Reize scharf, heiß, kalt, beißend, prickelnd und adstringierend [Anmerkung: zusammenziehend] sind hingegen keine Geschmacksreize«, schreiben die Autoren Thomas A. Vierich und Thomas A. Vilgis in ihrem über 500 Seiten wuchtigen Nachschlagewerk *Aroma: Die Kunst des Würzens* (Stiftung Warentest, 2015). Bei diesen Reizen würden die Schmerzrezeptoren stimuliert und »die Signale dieses Trigeminusnervs tragen ebenfalls zu, Genuss bei«.

Pures Salz nehmen wir oft als zu salzig wahr. In eine Thai-Chili kann kaum ein Europäer beißen, ohne Herzrasen, Schweißausbrüche und feurigen Schmerz in Mund- und Rachenraum zu riskieren. Und schon beim Gedanken an den beherzten Biss in eine frische Zitrone füllt sich unser Mund mit Speichel und unser Gesicht zieht sich zusammen. »Doch empfinden wir Speisen, die mehrere dieser Reize auslösen, oft als ausgewogener, als wenn nur eine der Geschmacksrichtungen angesprochen wird«, so die Aromaexperten, »die Prinzipien des Würzens lauten hier: Ausgewogenheit und Hervorhebung.« Jeder kennt die obligatorische Prise Salz im süßen Kuchenteig. Andersherum kann eine Prise Zucker oder eine fruchtig-süße Beigabe in der Tomaten- oder Bratensoße nicht schaden, denn beides betont die Aromen aller Zutaten und sorgt so für einen mehrdimensionalen, komplexeren Geschmack, der aus einem »Lecker« ein »Wow!« machen kann. Und selbst der kleine Spritzer Zitrone, Limette oder Weißwein kann Wunder wirken, denn: »Auch wenn die Säure selbst gar nicht direkt wahrnehmbar ist, wirkt sie im Gesamtbild als natürlicher ›Geschmacksverstärker‹«, schreiben Vierich und Vilgis.

Die US-Köchin und Gastrokritikerin Samin Nosrat widmet sich in ihrer Netflix-Serie »Salz. Fett. Säure. Hitze: Die vier Elemente guten Kochens« (2018) in einer Folge komplett dem Thema Säure und reist dafür durch Mexiko. Auf einem Citrus-Markt in Jucatan entdeckt sie die Vielfalt der Säure: neben sauren Limetten nascht sie auch süße Zitronen und Sauerorangen mit Bitternote, mit welchen man zum Beispiel Fleisch mariniert und Salsas würzt. Sie schlürft das Innere einer frischen Passionsfrucht mit Salz und Chilipulver garniert, nimmt das Süße-Säure-Spiel einer Ananas wahr. Ihr Fazit nach der kulinarischen Reise durch das mittelamerikanische Land, in dem Säurearomen unerlässliche Geschmackspointen sind: »Säure verfeinert Essen und sorgt für Kontraste« – zu Salzigem, Fetthaltigem, Süßem und Stärkehaltigem.

»Aber am wichtigsten ist, dass Säure dafür sorgt, dass die Aromen sich gegenseitig ausgleichen. Das macht sie unverzichtbar, um leckeres Essen zu kochen.«

Salzen und pfeffern können wir alle, zumindest nehmen wir das an. Begibt man sich aber mit Samin Nosrats Netflix-Miniserie weiter auf Entdeckungstour durch die Geschmäcker dieser Welt, lernt man Erstaunliches: In der Folge »Salz« beginnt man den Dauergebrauch von schnödem Jodsalz aus dem Supermarkt ganz schnell zu hinterfragen. Denn mehr als 4 000 Salzsorten gibt es alleine in Japan. Es gibt Salz, das aus Meerwasser gewonnen wird, wie das berühmte Fleur de Sel aus Frankreich, rosa Steinsalze aus dem Himalaya, aus Meeresalgen gewonnenes Salz in Japan mit mineralischem Geschmack und sogar rote, schwarze und braune Vulkansalze aus Indien oder Hawaii mit Schwefelnote. Manche Kristalle sind winzig klein, lösen sich im Mund schneller auf und wirken dadurch intensiv salzig. Größere Kristalle geben knackige Konsistenz, können bewusst platziert werden, schmelzen langsam auf der Zunge und sind oft wesentlich milder. Bewusste Köche haben also schon alleine beim Salz selbst die Qual der Wahl. Ursprung, Kristallgröße und Gewinnung beeinflussen den Geschmack. Aber nicht nur das: Man kann auch bewusst mit anderen Lebensmitteln salzen, wie mit Kapern, getrockneten Tomaten, Fisch- oder Sojasaucen, Sardellen, Miso-Pasten, luftgetrockneten Wurstsorten, Parmesan, Oliven, Meeresspargel (auch Salicorn), Meeresfrüchten und vielem mehr. Auch Würzen ist eben Kunst und Handwerk gleichermaßen, bei dem schon winzigkleine Nuancen das Genussempfinden beeinflussen. Solche kleinen Tipps und Tricks auszuprobieren kann uns jede Menge Genussmomente bescheren.

Übrigens ist Salz offiziell gar kein Gewürz, weil nur Pflanzenteile wie Blätter, Blüten, Rinde, Wurzeln oder Samen als Gewürze gelten und Salz mineralisch ist. Neben Tausenden verschiedener

Salzsorten hat unsere Erde schier unendlich viele Gewürzsorten zu bieten, die unser Essen mit Geschmack bereichern. Die Wirtschaftshistorikerin und Gewürzwissenschaftlerin Dr. Manuela Mahn verriet mir 2019 in einem Interview für den *Südkurier* auf die Frage, wie viele Gewürze unsere Erde zu bieten hat: »Das kann man nicht in Worte fassen. Es gibt oft viele verschiedene Sorten, Anbaugebiete und Unterarten. Außerdem würzt jede Kultur für sich mit dem, was die Natur zu bieten hat – mit scharfen Wurzeln, bitteren Blättern, süßen Knospen. Nicht alles steht bei uns im Supermarkt, aber was schmeckt, ist erlaubt.« Sie selbst habe Tausende Gewürze im Schrank und lerne auch noch nach über 35 Jahren in diesem Berufsfeld auf jeder Reise wieder neue Geschmäcker kennen.

Genießen: Sind Essiggurken mit Nutella tabu?

Was wir als lecker empfinden, ist ja bekanntlich subjektiv. Und ganz spezielle Geschmackskombinationen wie Essiggurken mit Nutella, gegrilltes Fischfilet mit Marmelade oder Vanilleeis mit Zwiebeln genießen dem Klischee nach nur Schwangere: Aber was ist wirklich dran? Etwa 50 bis 90 Prozent der Schwangeren kennen laut Schätzung der US-Forscherinnen Natalia Orloff und Julia Hormes besagte Heißhungerattacken in der Schwangerschaft tatsächlich. Hormonschwankungen, die sich auf die Geruchs- und Geschmackswahrnehmung (bei 26 bzw. 64 Prozent) auswirken, könnten eine mögliche Ursache für den Jieper auf Außergewöhnliches sein. Nährstoffmangel, wie in Schwangerschafts-Blogs und -Foren gerne vermutet, schließen die beiden Wissenschaftlerinnen hingegen eher aus. Denn: Schwangere haben statt auf vitaminreiches Blattgemüse und eisenhaltiges Fleisch eher Lust auf »Süßigkeiten, fettreiche Lebensmittel und Fastfood«. Auch eine Studie aus Tansania zeigt, dass Schwangerschaftsgelüste bei mehr als 73 Prozent der untersuchten Frauen vorkamen. Das Erstaunliche: 63,7 Prozent der Schwangeren dieser Studie hatten sogar Lust auf Nicht-Nahrungsmittel wie Erde, Eis und Asche. Dieses sogenannte Pica-Syndrom, bei dem die Lust auf nicht wirklich Essbares oder für so manch einen sogar Abscheuliches groß ist, kommt laut Orloff und Hormes in den USA nur bei etwa 3 Prozent der Schwangeren vor, während Afroamerikaner und andere Einwanderer häufiger betroffen sind.

Auch Ulrich Tolksdorf hat Schwangerschaftsgelüste untersucht, und zwar in Deutschland in den 1970er-Jahren. Er schrieb damals: »Es gibt durchaus – wenn auch wenige – Kulturen, die keine Schwangerschaftsgelüste kennen.« Bei seinen Befragungen von rund 860 Müttern kam heraus, dass 70 Prozent der Frauen, die zum Befragungszeitraum über 50 Jahre alt waren, angaben, damals Speisegelüste gehabt zu haben. Bei den Jüngeren (20 bis 30 Jahre alt) gaben aber nur 35 Prozent zu, spezielle Gelüste erlebt zu haben. Seine Erklärung für diese unterschiedlichen Angaben: »Die Speisegelüste sind keine Frage der Natur, sondern der Kultur.« Die Unterschiede macht er also daran fest, dass die befragten Frauen in unterschiedlichen sozialen Zeiten mit mehr oder weniger unterschiedlichen Tabuvorschriften und Normen aufgewachsen sind. Die Schwangeren »stehen in einer sozialen Ausnahmesituation (und sicher pochen sie auch darauf), und diese wird von den Männern zugestanden«, so Tolksdorf. Seine Untersuchung habe gezeigt, »dass die Männer den Speisegelüsten der Frauen im Allgemeinen nicht verständnislos gegenüberstehen, sondern sie anerkennen, ja unterstützen«. Wahrscheinlich lassen uns also Tabuvorschriften und Normen oft eher zu dem essen greifen, das in unserer Kultur als »normal« gilt. Und in der Schwangerschaft gibt man sich den verrücktesten Gelüsten eher hin, weil man sich in dieser Ausnahmesituation eben das Recht auf Kreativität zugesteht – und auf soziale Konventionen pfeift. Ganz nach dem Motto: »Ich bin schwanger und ich darf das!« Eine meiner engsten

Freundinnen isst zum Beispiel sehr gerne Frühstücksei mit Honig oder Schinkenbrot mit Marmelade. Wenn wir zum Freunde-Brunch zusammensitzen, erntet sie dafür schiefe Blicke und »Igitt!«-Ausrufe. Sie macht es aber trotzdem, weil sie eben auf gesellschaftliche Tabus pfeift – Schwangerschaftsbauch hin oder her!

Eher eine Sache von Gewohnheit ist unser generelles Empfinden für Geschmacksspitzen: In feurige Thai-Chilis kann meine thailändische Stiefmutter ohne mit der Wimper zu zucken beißen. Wenn mein Vater europäisch kocht, genießt sie zu Spaghetti Bolognese und Gurkensalat in der Regel ein Untertellerchen voller Thai-Chilis, die sie nebenbei knabbert. Ähnlich geht es der Münchner Köchin Graciela Cucchiara. Bei »Kitchen Impossible« (VOX) kocht die gebürtige Argentinierin in einer Folge gegen Tim Mälzer und erzählt, dass sie Orangen und auch alle anderen Zitrusfrüchte mit Schale isst, weil sie das immer schon so gemacht hat: »Ich liebe die Schale!« Für Europäer ist die Vorstellung wohl eher seltsam.

Auf kulturell unterschiedliche Genussvorlieben reagieren sogar große Lebensmittelkonzerne. Wussten Sie, dass zum Beispiel Nutella in Europa eine Süd-Nutella und eine Nord-Nutella mit unterschiedlichen Rezepturen im Umlauf hat? Die in Deutschland erhältliche Nord-Nutella ist weniger süß und weniger nussig als die Süd-Nutella, die beispielsweise im Ursprungsland Italien auf den Frühstückstischen steht.

Am Ende zählt nur: Schmecken muss es!

»Das Essen der Zukunft kennt nur einen Aggregatzustand: flüssig. Nichts wird mehr kross, nichts cremig sein. Der Mensch nimmt nur noch eine braune Brühe zu sich, die aus der Leitung kommt« – das ist die Einleitung eines *taz*-Artikels von Journalist Christian Fleige mit dem wunderbar provokanten Titel »Warum essen wir noch?«. Die Idee dahinter: functional Food (deutsch: Funktionales Essen), das uns dreimal täglich mit den Nährstoffen versorgt, die der Mensch so braucht. Erfunden hat das Pulver zum Anrühren 2014 der Softwareentwickler Rob Rhinehart. Denn als vielbeschäftigter IT-Profi eines Silicon-Valley-Start-ups fehlte ihm schlicht die Zeit, sich mit der täglichen Nahrungsbeschaffung auseinanderzusetzen. Inspiriert ist der Name des Pulvers »Soylent« vermutlich von dem Film »Soylent Green« (1973), der in der damals fernen Zukunft im Jahr 2022 spielt. Darin ernährt sich die Menschheit von künstlicher Nahrung, die es in gelben, roten und grünen Varianten gibt. Achtung Spoileralarm: Am Ende des Films stellt sich heraus, dass »Soylent Green«, das billigste Produkt, das gleichzeitig aber auch am besten schmeckt, aus Menschenfleisch der Verstorbenen hergestellt wird.

Nicht nur die Namensgebung dieses Produktes ist fragwürdig. Dass diese Zukunftsvision vom Ende des Essens eher Utopie als Wahrheit ist, scheint wahrscheinlich. Denn: Schmecken muss es! Da sind sich 99 Prozent aller Deutschen laut Ernährungsreport 2021 des Bundesministeriums für Ernährung und Landwirtschaft einig. Beim Anblick von roten Erdbeeren läuft uns das Wasser im Mund zusammen, das Knuspern von Chips versetzt unser Gehirn in Freudentaumel, cremiges Vanilleeis auf der Zunge lässt und genüsslich aufstöhnen – Essen ist eben so viel mehr als nur Nahrungs- und Nährstoffaufnahme. Ganz weit vorne steht der Genuss, der uns jeden Tag Freude machen kann. Ein uraltes Sprichwort soll besagen: »Wer nicht genießen kann, wird ungenießbar.« Und Studienergebnisse belegen den Einfluss von Genussfähigkeit auf unser Wohlbefinden. Die Erziehungswissenschaftlerin Nicola Kluß hat für ihre Doktorarbeit an der Pädagogischen Hochschule Heidelberg 2018 zum Thema Essgenuss geforscht. In ihren Ergebnissen schreibt sie, dass bewusster Genuss und das Einplanen von kulinarischen Genussmomenten einen positiven Effekt auf Lebensqualität und Zufriedenheit haben. Sitzen dann noch Freunde mit am Tisch, erfüllt uns genussvolles Essen vollends mit Freude und Zugehörigkeitsgefühlen. Deshalb empfiehlt die Pädagogin sogar, Essgenussübungen als festen Bestandteil in den Schulunterricht zu integrieren.

Die gute Nachricht: Bewussten Genuss oder achtsames Essen, wie es mittlerweile überwiegend genannt wird, kann jeder lernen und täglich zelebrieren. Das Deutsche Bundeszentrum für Ernährung empfiehlt Übungen für alle Sinne, die die Achtsamkeit schärfen. Der wichtigste Tipp: »Nehmen Sie sich Zeit. Genießen kann man nicht in Eile.« Wenn es ans Verkosten geht, können wir langsam und bewusst ein Stückchen Haselnussschokolade auspacken, es von allen Seiten betrachten, die Kanten spüren, am süß-herben Duft schnuppern und es dann langsam auf die Zunge legen, um es im Mund kreisen zu lassen. Wir fühlen, wie es sachte schmilzt und cremig wird, beißen dann auf die knackige Nuss im Inneren und nehmen das Geräusch dabei bewusst wahr. Ja, alle Sinne, sogar die Ohren, seien wichtig, um herauszufinden: »Ist das Essen oder Trinken noch frisch? Das kann man hören, zum Beispiel beim Zischen einer Sprudelflasche«, schreibt die Bundeszentrale. Ein schön angerichtetes Essen, Zutaten mit satten Farben, eine Scheibe Brot – innen weich und außen knusperkross – ein Knacken beim Reinbeißen – das alles regt den Appetit an, macht Freude und Lust auf ein Leben voller Genussmomente, die glücklich machen!

KAPITEL 2
20 Spitzenköchinnen und -köche im Gespräch

Alexander Herrmann

1. Essen ist für mich …

… mit das Schönste, was du in Kleidung machen kannst! Es ist Soulfood. Wenn ich esse, macht mich das glücklich! Vor allem Kohlenhydrate, also Pasta und Co., haben für mich das Potenzial, glücklich zu machen – das war schon in meiner Kindheit so, die triggern mich total!

2. Essen begeistert die Massen, weil …

… Essen eine Wahrheit in sich trägt: Ob es mir schmeckt oder nicht, weiß ich gleich und sofort! Essen führt mich nicht hinters Licht, sondern es ist belastbar. Ich kann mich entscheiden, was ich esse. Wenn ich eine Roulade oder den Eintopf von der Oma esse, kann ich mich in die gute alte Zeit zurückfallen lassen. Essen ist einfach ehrlich. Und wenn man sich in der Welt so umschaut, was alles so passiert, dann ist es wahnsinnig schwierig, offensichtliche Ehrlichkeit zu finden. Die sozialen Medien haben einem das Vertrauen in die Wahrheit genommen. Foodblogger und Kochsendungen versuchen über das, was sie kochen, auch eine Form von Ehrlichkeit und Glückseligkeit weiterzugeben. Und Selberkochen macht Freude, weil man etwas geschaffen hat, das stolz macht, vom stressigen Alltag ablenkt und einen selbst und andere glücklich macht! Wenn man genauer hinschaut, ist Essen auch die Lösung für so vieles. Wenn wir das Richtige essen, können wir zum Beispiel eine Menge Methan einsparen: weniger Fleisch, weniger Pupse, weniger Pupse, weniger Methan. Vegan ist natürlich auch nicht alleine die Lösung, weil vegane Eiweißersatzstoffe sehr viel Wasser verbrauchen – da muss man eine Balance für sich ganz individuell finden. Aber man kann sagen: Essen begeistert die Massen, weil die Menschen Entscheidungen selbst treffen können. Man kann sich selbst etwas Gutes tun, es hat einen sinnlichen Moment – und sogar bei uns in der Evolution ist das Essen als eine Art von Heiligtum verankert. Menschen mussten essen, damit sie sich eine Höhle oder das erste Haus bauen konnten.

3. Als Henkersmahlzeit würde ich mir Folgendes wünschen:
Ich würde verschiedene Arten Pasta essen: Ich möchte Pasta mit weißen Trüffeln haben, ich möchte eine richtig gute Carbonara haben, ich möchte Nudeln mit Tomatensoße und schön viel Parmesan drüber, ich möchte Parpadelle mit einem richtig schönen italienischen Hasensugo dazu, ich möchte geschmorten Ochsenschwanz mit Spätzle und ein bisschen schwarzen Trüffel – bescheiden darf man ja sein bei der Henkersmahlzeit! Und ich möchte noch ein paar Nudeln haben mit Crème fraîche und Kaviar. Und das Schönste: Wenn ich das alles gegessen habe, muss der Henker gar nicht mehr zur Tat schreiten, weil ich von selber platzen würde!

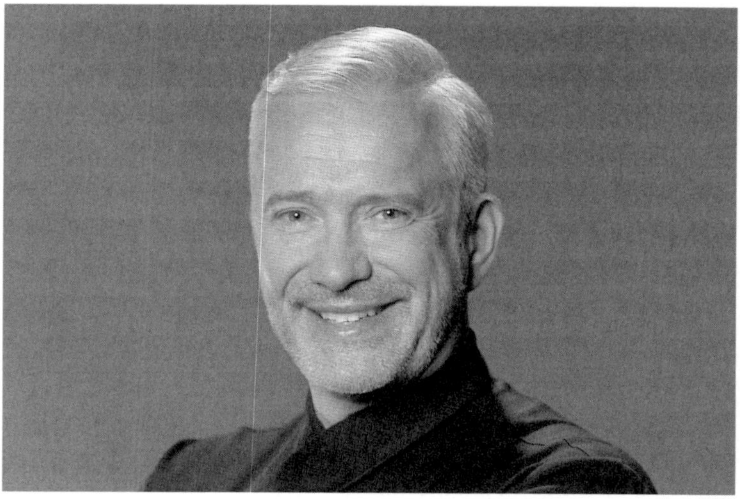

© Jens Hartmann

Alexander Herrmann

▶ **Info & Besonderheiten:**

2 Sterne im Guide Michelin seit 2019

Kochschule des Jahres 2011(Gault Millau)

TV-Jurior bei »The Taste« (Sat.1)

Wo? AURA im Posthotel, Wirsberg, www.alexander-herrmann.de

Bobby Bräuer

1. Essen ist für mich …

… essenziell, weil es Menschen zusammenbringt, Glücksgefühle erzeugt – weil es einfach zum Leben dazugehört.

2. Essen begeistert die Massen, weil …

… Essen und Kochen Themen sind, die alle Menschen betreffen. Deshalb sind auch Kochsendungen so beliebt. Die TV-Köche sind dann wie Promis im eigenen Wohnzimmer. Und wenn es um den Wettbewerb geht, kann auch jeder mitreden, denn: ganz prinzipiell weiß man ja, um was es geht und wie es geht – ähnlich wie beim Fußball!

Ich bin mir gar nicht sicher, ob die Menschen heute wirklich mehr kochen (mal vom Corona-Lockdown abgesehen). Es findet nur medialer statt – eben auch über Foodblogs. Und wer einen Foodblog hat, der steht dann natürlich auch unter einem gewissen Produktionsdruck. Die Statistiken zeigen aber, dass gerade junge Menschen (die nicht bloggen) eher nicht selbst kochen, und das sogar immer weniger. Warum dieses Thema aber so medial geworden ist, hat tatsächlich damit zu tun, dass Essen eben sehr viel Spaß machen kann. Und was sich wirklich ganz langsam (auch außerhalb der Medien) ändert, ist das Bewusstsein, dass gute Qualität beim Essen noch glücklicher macht. Und das kommt auch Restaurants zugute, die sich genau darum bemühen.

3. Als Henkersmahlzeit würde ich mir Folgendes wünschen:

Ein großes Glas weißer Burgunder, da ich in dieser Situation wahrscheinlich keinen großen Appetit hätte …

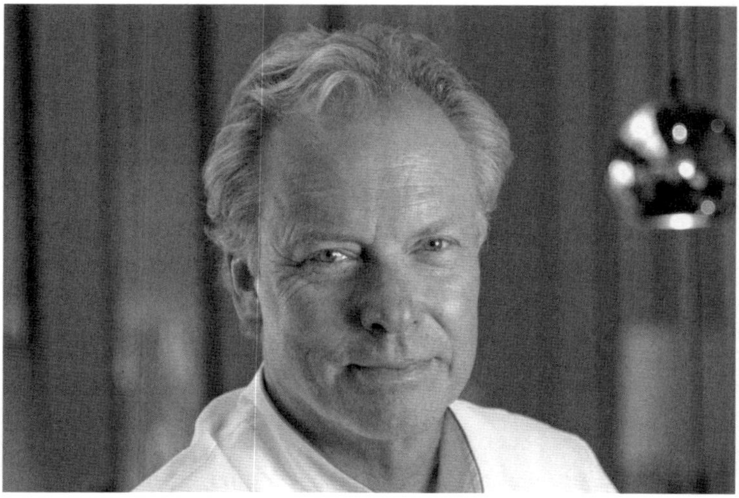

© Stephanie Bräuer

Bobby Bräuer

▶ **Info & Besonderheiten:**

2 Sterne im Guide Michelin (2015–2024, EssZimmer in der BMW Welt, München)

Koch des Jahres 2012 (Gault Millau Österreich)

Platz 9 der 100 besten Köche Deutschlands 2021

Tohru Nakamura

1. Essen ist für mich …

… nicht nur Nahrung, sondern der Ausdruck von Kultur, Lebensgefühl und Wertschätzung für sich selbst und diejenigen, die man bekocht, aber auch für die Produzenten der wunderbaren Lebensmittel.

2. Essen begeistert die Massen, weil …

… jeder Mensch Nahrung zu sich nehmen muss. Seit wir als Menschheit das Feuer entdeckt haben, haben wir uns um dieses versammelt, um gemeinsam die erjagten oder gesammelten Lebensmittel zuzubereiten und zu verspeisen. Im Laufe der Zeit wurde dies – auch zu Hause privat – immer mehr zelebriert. Zudem verbindet uns Essen auf der ganzen Welt, weil es uns alle gleichermaßen täglich begleitet. Essen versteht jeder Mensch, egal welche Sprache er spricht oder in welchem Land er wohnt. Dazu haben wir heutzutage auch Zugang zu viel mehr Speisen als früher und dem Wissen darüber, wie man diese zubereitet.

Ich denke, dass das Kochen die Menschen zunehmend fasziniert, da es ein Handwerk ist, mit dem wir uns ausdrücken können. Vom Butterbrotschmieren bis zum Fine Dining gibt es dabei eine Vielzahl an Herangehensweisen, die mit unterschiedlichem Aufwand verbunden sind. Gerade weil es in unserer Natur liegt, uns immer weiterzuentwickeln und Neues zu entdecken, fasziniert uns wahrscheinlich auch die höhere Kochkunst.

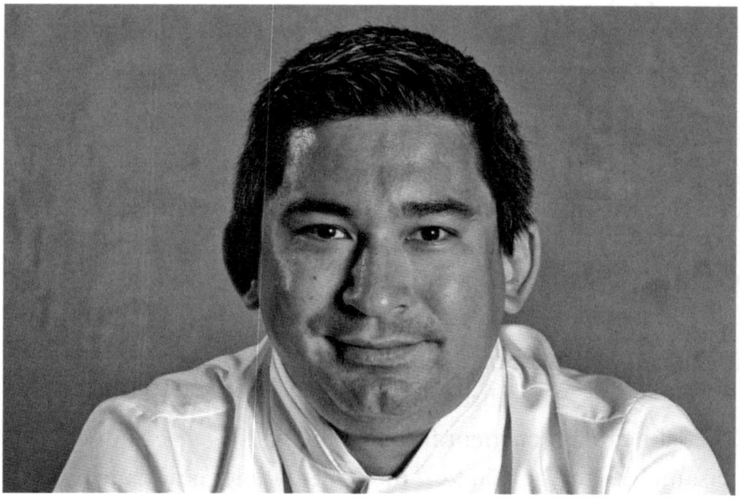

© Hoang Dang

Tohru Nakamura

3. Als Henkersmahlzeit würde ich mir Folgendes wünschen: Gekochten japanischen Reis, weil das für mich das unverzichtbarste Lebensmittel ist und ich sehr viele Emotionen damit verbinde. Außerdem könnte ich mich ansonsten auch nicht entscheiden, da es zu viele leckere Gerichte auf dieser Welt gibt!

▶ **Info & Besonderheiten:**

2 Sterne im Guide Michelin (seit 2022)

Koch des Jahres 2020 (Gault Millau)

Platz 4 der »100 best Chefs« 2019 (Rolling Pin)

Wo? Tohru in der Schreiberei, München,

https://tohrunakamura.de

Haya Molcho

1. Essen ist für mich …

… LEBEN! Denn ohne Essen gibt es auch kein Überleben. Essen ist reiner Genuss. Essen ist ein Geben, denn wenn man kocht, bekocht man andere Menschen oder verwöhnt sich damit selbst. Essen verbindet Kulturen und ist gesellig. Aus diesem Grund haben wir bei NENI von Anfang an das Sharing-Konzept gelebt: Essen ist ein Miteinander und kein Egoismus am Tisch!

2. Essen begeistert die Massen, weil …

… es Menschen verbindet, zum Teilen anregt und dadurch sehr sozial ist. Gerade da, wo ich herkomme, in Tel Aviv, habe ich die Weltküche kennengelernt und auch den Respekt voreinander mitbekommen. Man lernt durch Essen und Kochen die Wertschätzung anderer Kulturen, aber auch die Gewürze und Gerüche kennen. Wer steckt dahinter? Was steckt hinter den Gerichten? Welche Zutaten werden verwendet? Jede Kultur hat ihre Besonderheiten und Merkmale – das ist ein wichtiger Aspekt, der mir gefällt.

Ich denke, vor allem durch die Coronazeit, haben mehr und mehr Menschen wieder selber angefangen, zu Hause zu kochen. Keine meist ungesunden Fertigprodukte oder Fertiggerichte gekauft, sondern sich mit Lebensmitteln, deren Ursprung und dem Kochen auseinandergesetzt. Kochsendungen und Foodblogs bieten Inspiration, sind deshalb beliebt. Man kann Rezepte entdecken, Zubereitungsarten vergleichen. Ich denke, Kochsendungen boomen, weil die Leute (dazu)lernen möchten. Und auch wenn man bereits gut kochen kann, ist es sehr interessant zu sehen, wie andere Personen kochen. Auch ich selber schaue mir solche Shows gerne an, denn auch ich kann mir da-

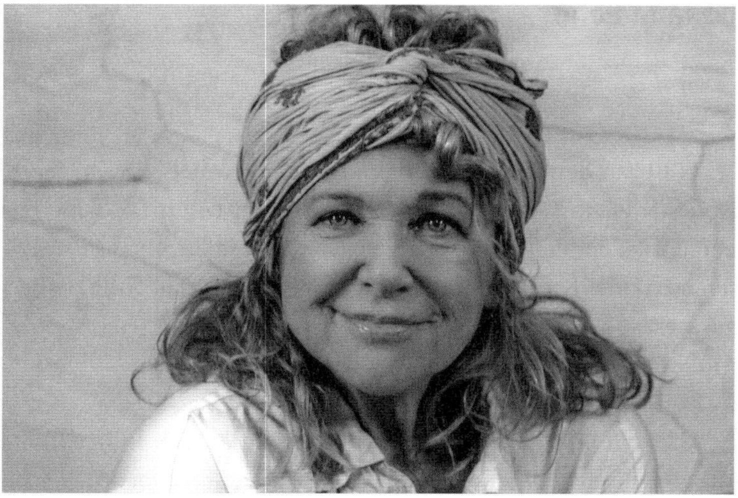

© Nuriel Molcho

Haya Molcho

durch immer wieder neue Anreize für die Küche holen. Man lernt nie aus …

3. Als Henkersmahlzeit würde ich mir Folgendes wünschen: Das wäre ganz klar etwas aus der österreichischen Küche – ein richtiges Wiener Schnitzel mit Kartoffeln dazu. Damit ich total voll bin, sodass ich fast platze, etwas schläfrig werde und mir denke, »es ist egal was jetzt noch kommt und mit mir passiert«.

▶ **Info & Besonderheiten:**
Führt gemeinsam mit ihren vier Söhnen unter der Marke »NENI« mindestens ein Dutzend Restaurants mit levantischer Küche in Wien, Berlin, Hamburg, München, Zürich, Mallorca, Köln, Paris und Amsterdam.
Wo? https://nenifood.com

Johann Lafer

1. Essen ist für mich …

… die Basis des Seins, die Grundlage für ein lebenswertes Leben, unverzichtbare Grundvoraussetzung für Lebensqualität. Und damit meine ich Essen mit Genuss (und trotzdem gesund) – und auch in Gesellschaft. Gutes Essen ist Balsam für die Seele und du bist, was du isst!

2. Essen begeistert die Massen, weil …

… gerade in den Zeiten der Pandemie gutes Essen in der Breite der Gesellschaft nochmals an Bedeutung gewonnen hat. Denn plötzlich waren die Restaurants zu! Die Menschen haben großen Wissensdurst entwickelt, um zu Hause kochen zu können. Auch die Werte nachhaltig, klimaneutral, bio, gesund, der Respekt vor Lebensmitteln und deren richtiger Verarbeitung sind noch mehr in den Fokus geraten – erfreulicherweise! Es haben sich neue Online-Formate, Podcasts und vieles mehr entwickelt, aber auch die klassischen Printmedien mit Kochbüchern und Foodmagazinen waren die Gewinner dieser Zeit. Ich glaube, oder habe zumindest die Hoffnung, dass unsere Esskultur und die Sehnsucht nach Geselligkeit und gemeinsamem Genuss sich zum Positiven weiterentwickelt hat. Leider spiegelt sich das immer noch nicht (oder zu wenig) in unserem Bildungssystem wider.

3. Als Henkersmahlzeit würde ich mir Folgendes wünschen:

Das Lieblingsessen aus meiner Kindheit: Wiener Schnitzel mit Erdäpfel-Gurkensalat und ein wenig Kürbiskernöl nach dem Rezept meiner Mutter. Das ist Kindheit und Heimat pur.

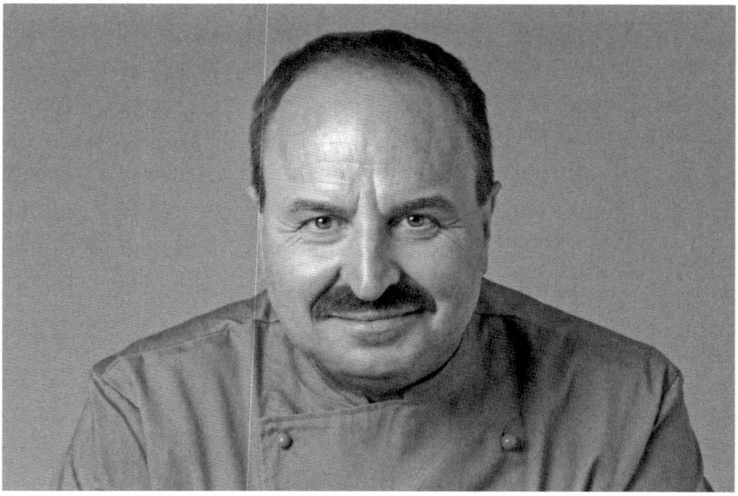

© Peter Hönnemann

Johann Lafer

▶ **Info & Besonderheiten:**

Patissier und Koch, der mehrfach für seine Verdienste als Auslandsösterreicher und kulinarischer Botschafter der Steiermark ausgezeichnet wurde

2 Sterne im Guide Michelin (1987–2009, *Le Val d'Or, Guldental)*

Fernsehkoch des Jahres 2006

Koch des Jahres 1997 (Gault Millau)

Wo? Kochschule Table d'Or in Guldental, https://lafer.de

Stefan Wiesner

1. Essen ist für mich …

… Macht – und zwar vor allem das Kochen. Wer kocht, kann damit Macht ausüben, kann helfen, dass Menschen gesund werden (und bleiben), aber auch töten. Essen kann Menschen glücklich, aber auch traurig machen. Essen kann erwärmend oder kühlend wirken; Brainfood kann gezielt aufwecken, anderes schläfrig machen. Essen kann verwirren, Erinnerungen wecken und Sicherheit geben. Und: Mit Essen kann ich als Koch jenseits der vielen verschiedenen Sprachen unserer Erde kommunizieren. Geschmack ist universell verständlich und die schönste Sprache der Welt!

2. Essen begeistert die Massen, weil …

… es im besten Fall Wohlbehagen, Sicherheit und Gesundheit spendet – es ist das Wichtigste, was wir haben auf dieser Welt! Es bringt Leben ins Haus, erdet und resettet uns in dieser politisch, wirtschaftlich und digital immer schnelleren Zeit. Das Thema wird immer boomen und die Massen begeistern, weil es ESSENzieller Bestandteil unseres Lebens ist. Essen ist das Innerste: Es beglückt, wärmt, spendet Zufriedenheit und schenkt uns Glückshormone, weil es alle Sinne berührt. Gerüche und Geschmäcker haben die Macht, Kindheitserinnerungen zu wecken – das ist etwas Wunderschönes!

Als naturnaher Koch freue ich mich sehr, dass es zurzeit eine Gegenbewegung zu Convenience- und Fastfood gibt. Ob im Kochfernsehen, bei Foodbloggern, Spitzen- oder Hobbyköchen – immer mehr entscheiden sich bewusst, wieder mehr mit natürlichen Zutaten zu kochen. Das ist auch ein Zeichen von Respekt gegenüber der Natur, die uns so viele wunderbare Zutaten schenkt, die uns nähren, wärmen und als Menschen zusammenbringen!

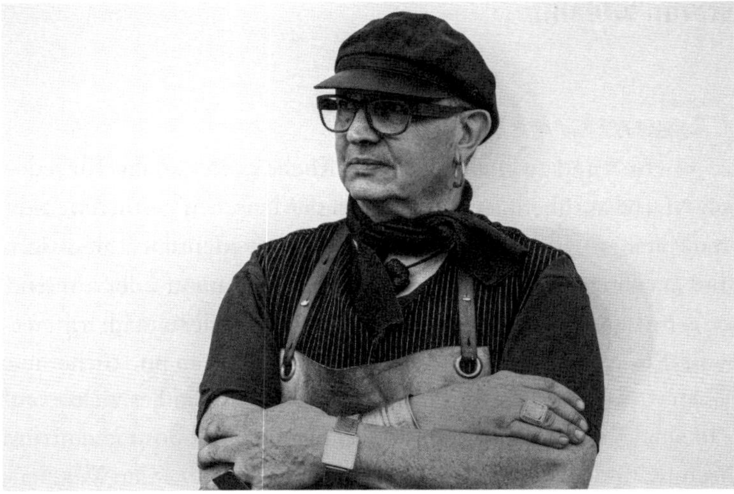

Stefan Wiesner

3. Als Henkersmahlzeit würde ich mir Folgendes wünschen: Eine knackige Cervelat-Wurst mit Migros-Senf – dieser Geschmack katapultiert mich sofort auf den Bauernhof meiner Oma mit Schweinestallgeruch zurück. Dann bin ich wieder der kleine, 8-jährige Stefan, der die Ferien bei der Großmutter verbringt – ein schöner Gedanke!

▶ **Info & Besonderheiten:**

Kocht unter dem Spitznamen »Der Hexer« hyperregionale Naturküche

1 Stern im Guide Michelin (seit 2008)

2 grüne Sterne im Guide Michelin (seit 2021)

Wo? Wiesner Mysterion, Bramboden, Schweiz, www.wiesner-mysterion.ch

Kevin Fehling

1. Essen ist für mich …

… in erster Linie Ernährung – ein Menschenrecht, das für jeden gelten und verfügbar sein sollte. Bei der Nahrungsaufnahme geht es darum, seinen Körper am Leben zu erhalten und mit wichtigen und gesunden Nährstoffen zu versorgen, die unser Leben verlängern uns gesund und fit halten. Ich selbst ernähre mich sehr bewusst, esse zum Beispiel nach 18 Uhr nichts mehr, trinke nur Wasser und Tee, reduziere Fleisch und Wurst und verzichte auf Zucker. Aber natürlich lechzt auch mein Belohnungszentrum nach besonderen Köstlichkeiten: Die gönne ich mir am Wochenende, etwa mit einem 300-Gramm-Rib-Eye-Steak von einer glücklichen Kuh, die ein schönes Leben gelebt hat. Die Wahl der Lebensmittel hat für mich sehr viel mit Respekt und Wertschätzung gegenüber Tieren, Menschen in ärmeren Gegenden dieser Welt und unserem Planeten zu tun.

2. Essen begeistert die Massen, weil …

… Essen das Einzige ist, das uns alle verbindet, und zwar auf so vielseitige Weise: Wir ernähren uns, damit wir wachsen, denken und überleben können. Aber Essen ist auch Genuss und Luxus. Ich genieße das traditionelle Grünkohlessen, bei welchem die ganze Familie bei meiner Mutter zusammenkommt. Aber ich schätze auch den Luxus eines mit absoluter Perfektion kreierten Gerichts – mit perfekter Lebensmittelqualität, gekonnt umgesetzten Garprozessen und einer besonders durchdachten Anrichteweise, die einem das Wasser im Mund zusammenlaufen lässt. Ein besonderer Kaviar, ein hauchdünnes Plättchen weißen Trüffels (aktuell rund 4000 Euro pro Kilo), eine glückliche, ein Jahr lang von Hand gefütterte Ente oder ein wilder, mit der Angel gefangener Wolfsbarsch – das ist für mich Luxus!

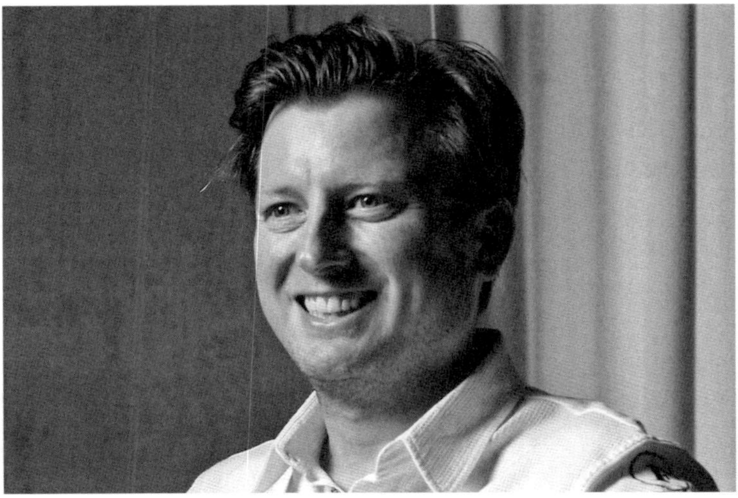

© René Riis

Kevin Fehling

Aber auch zu Hause kann Luxus gelingen. Mit bewussten Entscheidungen hat der gute alte Sonntagsbraten das Potenzial, wieder zum kulinarischen Höhepunkt der Woche zu werden und von einem glücklichen Tier zu stammen. Jeder isst gerne und will sein Essen noch besser machen und Prozesse lernen, wie das auch zu Hause gelingen kann – deshalb sind Kochsendungen und Foodblogs so beliebt. Essen hat die Kraft, uns alle zu erreichen!

3. Als Henkersmahlzeit würde ich mir Folgendes wünschen:
Eine grandiose Platte voller Sushi und Sashimi in einem 3-Sterne-Restaurant, und zwar ganz für mich alleine! Ich bin ein großer Fan der japanischen Küche, liebe diese Reduziertheit auf perfekte, frische Zutaten, besondere Schnitttechniken und die Zeremonie im Restaurant: Dort werden Nigiri vom Sushimeister von Hand geformt und direkt von Hand zu Hand an den Gast weitergereicht – das ist sehr besonders!

► **Info & Besonderheiten:**

3 Sterne im Guide Michelin (seit 2016)

Koch des Jahres 2012 (Gusto)

Platz 5 der 100 besten Köche Deutschlands 2021

Wo? The Table, Hamburg, https://thetable-hamburg.de

Meta Hiltebrand

1. Essen ist für mich …

… eine Lebenseinstellung! Es ist mir wichtig, nötige Dinge im Leben schön zu gestalten, deshalb habe ich meine Liebe der Kulinarik geschenkt. Ich verstehe nicht, wenn Menschen in schlechten und unbequemen Betten schlafen – und noch weniger, wenn sie das Essen als schlichte Nahrungsaufnahme sehen, anstatt ein besonderes Erlebnis daraus zu machen. Essen ist etwas sehr, sehr Schönes, es kann Erinnerungen anregen und Emotionen beim Genuss hervorrufen. Es muss natürlich nicht nur gesund sein, aber ausgewogen. Ich liebe die Vielfalt der Produkte und mache einzelne gerne zum Superstar. Denn: Die Magie einer Karotte kann ganz schön ansteckend sein, wenn man sie richtig verpackt …

2. Essen begeistert die Massen, weil …

… ein leidiges Übel lebbar und genießbar gemacht und über all die Jahre und Generationen verfeinert wurde. Nicht nur die Götter können heute gutes Essen zubereiten und genießen, sondern jedermann und jedefrau. Essen berührt und verbindet uns, deshalb finden auch die besten Parties und Gespräche in der Küche statt – für mich DER Ort, wo sich Menschen treffen und verbinden …

3. Als Henkersmahlzeit würde ich mir Folgendes wünschen:

Ganz ehrlich? Da würde ich auf Gourmet-Essen verzichten und mir die Knödel meiner Mutter wünschen. Die letzte Mahlzeit sollte etwas Emotionales sein – und die Liebe meiner Mutter schmeckt warm, herzlich und das mit ganz einfachen Zutaten!

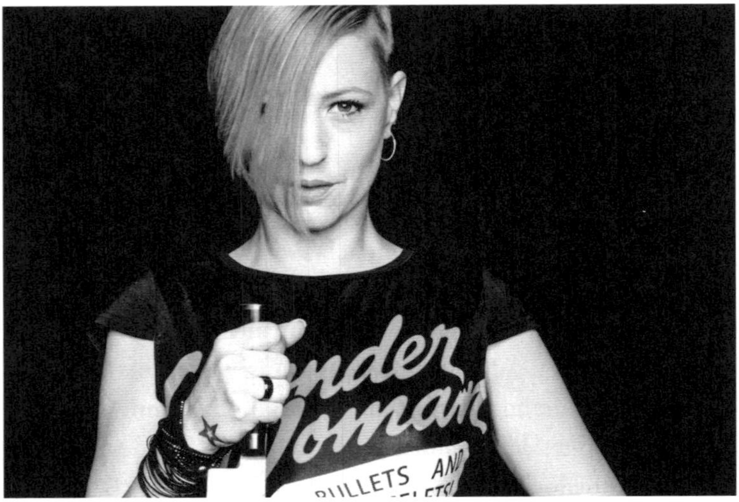

Meta Hiltebrand

▶ **Info & Besonderheiten:**

Schweizer Fernsehköchin

TV-Jurorin bei »Die Küchenschlacht« (ZDF)

Wo? Studio CookCouture by Meta, Zürich,
www.metahiltebrand.ch

Johannes King

1. Essen ist für mich …

… Balsam für die Seele. Ein schönes Essen kann so viel erzeugen, gerade wenn man es mit lieben Menschen teilt und es mit Liebe produziert wurde. Das sind einfach Glücksmomente, die ganz unterschiedlich nachwirken. Ein schönes Essen löst in mir immer eine große Begeisterung aus. Je nach Jahreszeit verbindet man damit ja auch Erinnerungen und Stimmungen. Ich bewahre mir diese Neugierde und die Lust am Genuss. Außerdem verbindet Essen. Es bringt Menschen zusammen und erzählt Geschichten, die ganz individuell sind.

2. Essen begeistert die Massen, weil …

… Essen etwas ist, das alle Menschen täglich tun. Das Thema ist inzwischen in der Breite der Gesellschaft angekommen und immer mehr Menschen interessieren sich für eine gute Ernährung und entwickeln ein Bewusstsein für die Herkunft und Herstellung von Gerichten. Gleichzeitig ist es eine Mischung aus Voyeurismus und Neugierde, bei den Kochshows natürlich immer auch die Freude, Köchen bei einer Challenge zuzuschauen.

Insgesamt nehme ich aber einfach wahr, dass immer mehr Menschen die Essenz eines guten Essens verstehen wollen und auch den Einfluss auf ihren eigenen Körper und der damit verbundenen Leistungsfähigkeit erkennen. Abgesehen davon ist Essen etwas, das gerade in schwierigen Zeiten etwas Freudvolles und Schönes darstellt. Das ist universell und länderübergreifend. Und ich hoffe, es wird einen noch höheren Stellenwert gerade hier geben.

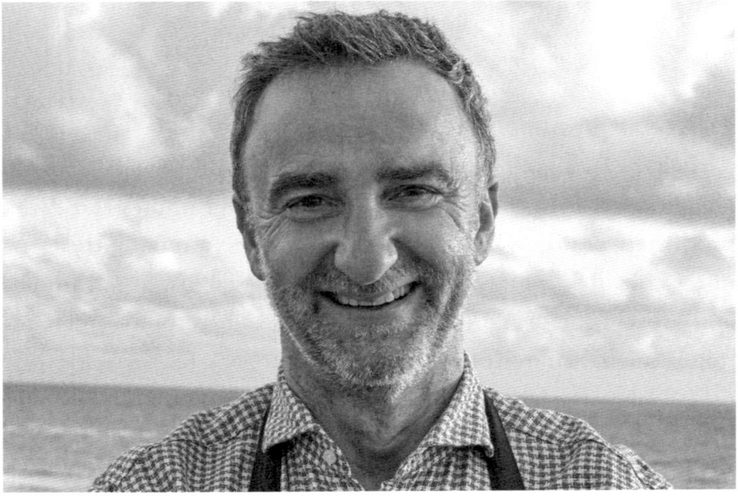

© Luzia Ellert

Johannes King

3. Als Henkersmahlzeit würde ich mir Folgendes wünschen …

Getrüffelte Bresse Poularde. Für mich der Inbegriff eines guten Essens. Bressehuhn mit Perigord-Trüffel – das ist große Kochkunst und schlicht ein echter Hochgenuss.

▶ **Info & Besonderheiten:**

2 Sterne im Guide Michelin (2004–2024, Söl'ring Hof, Sylt)

Koch des Jahres 2019 (Gault Millau)

Wo? Sylter Manufaktur Johannes King, www.johannesking.de

Christoph Rüffer

1. Essen ist für mich …

…in erster Linie Freude am Genuss. Ein häufig Winston Churchill zugeschriebenes Zitat lautet demnach: »Man sollte dem Körper etwas Gutes tun, damit die Seele Lust hat, darin zu wohnen.« Daher sehe ich Essen nicht nur als lebensnotwendige Nahrungsaufnahme an, sondern als eine Form der genussreichen kulturellen Entwicklung und dementsprechend auch Weiterentwicklung einer immer größer werdenden Mehrheit von Menschen, die sich einer geschmacksfördernden Ära von Genussprotagonisten angeschlossen haben. Gerade diese geschmacksfokussierten Genussmenschen, zu denen ich mich zähle, haben eine ganz förderliche Auswirkung auf viele Bereiche unseres täglichen Lebens. Unumstritten ist ein nachhaltiger Anbau von Nahrungsmitteln viel ökologischer und greift nicht belastend in die Natur ein. Zudem achte ich als Genussmensch und jemand, der sich mit der gänzlichen Verarbeitung von Produkten als Koch auseinandersetzt, zusätzlich darauf, dass Foodwaste (also ein verschwenderischer Umgang mit Nahrungsmitteln) sich erst gar nicht entwickeln kann. Die Bedeutung des Essens wird durch eine durchdachte Gestaltung des Speiseplans und der Würdigung der Schönheit der Natur hervorgehoben.

2. Essen begeistert die Massen, weil …

… es fasziniert! Die Faszination des Essens liegt im Genuss, im Geschmack des Verborgenen und des Entdeckens, der sinnlichen Wahrnehmung von Neuem und der Erinnerung an Althergebrachtes. Wir Menschen lieben den guten Geschmack.

Für einige kann das bereits der Duft eines frisch gebrühten Kaffees sein, für andere ist es das Essen aus Kindheitstagen, wel-

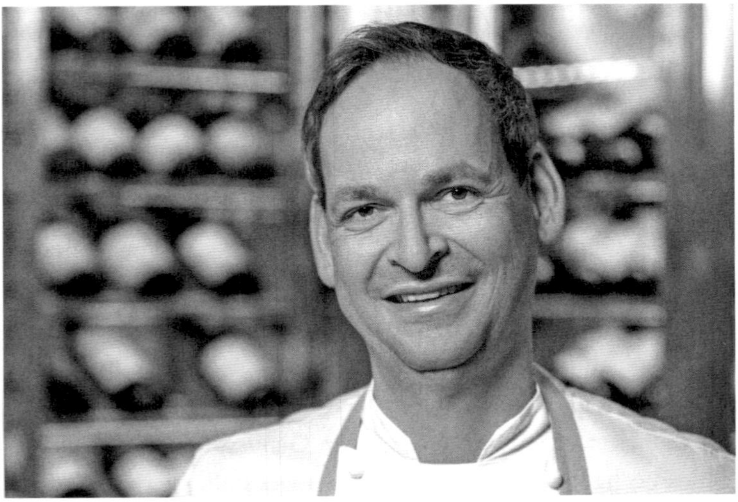

© Kirchgasser Photography

Christoph Rüffer

ches lang gespeicherte Gefühle wieder hervorruft. Essen verbindet auch Menschen, schafft gesellige Stunden, Kommunikation und den Austausch über viele soziale Themen. Essen weckt Gefühle, über schlechtes Essen sind wir enttäuscht, über köstliches Essen gerät man ins Schwärmen und es nimmt einen wohlig ein.

3. Als Henkersmahlzeit würde ich mir Folgendes wünschen:
Meine letzte Mahlzeit wird hoffentlich noch sehr lange in der Zukunft liegen, aber es wäre ein Essen aus meiner Kindheit, welches Erinnerungen an meine Großeltern hervorruft und mich in eine wunderschöne Zeit zurückversetzt. Ein mit Paprika, Salz, Piment und Zitrone gewürztes Hühnchen aus dem Römertopf, im Ofen gegart mit lockerem Reis und grünem Kopfsalat mit mild-säuerlichem Joghurtdressing. Als Nachspeise einen gebackenen Apfelpfannkuchen mit Vanille-Zucker. Das wäre schon ein Träumchen!

► **Info & Besonderheiten:**

2 Sterne im Guide Michelin (seit 2012)

Koch des Jahres 2020 (Der große Restaurant & Hotel Guide)

TV-Juror bei »Die Küchenschlacht« (ZDF)

Wo? Restaurant Haerlin im Hotel Vierjahreszeiten, Hamburg, https://restaurant-haerlin.de

Ricky Saward

1. Essen ist für mich …
… mein Job und meine Leidenschaft! Essen verbindet, ruft Emotionen hervor, weckt Kindheitserinnerungen. Essen ist eine eigene Sprache, jeder Teller ist eine eigene Nachricht voller Liebe, Passion, Gefühle und Leidenschaft. All das zusammen macht am Ende den Geschmack aus.

2. Essen begeistert die Massen, weil …
In der heutigen Zeit sagt man doch, es sei »satisfying« (befriedigend), einem Koch dabei zuzusehen wie er aus Rohprodukten mit einer gewissen Leichtigkeit am Ende ein zauberhaftes Gericht kocht. Ich glaube das Thema ist deshalb so populär, weil dieses tolle Handwerk so gut wie rausgewachsen ist aus unserer Gesellschaft. Wer kocht bitte noch zu Hause? Wer hat noch die Zeit, sich die Mühe zu machen einzukaufen und sich zwei Stunden in die Küche zu stellen? Bestellen oder essen gehen ist da fast günstiger – und schneller sowieso.

3. Als Henkersmahlzeit würde ich mir Folgendes wünschen:
Einen Bucket vom KFC, welchen ich aber trotzdem aus ethischen Gründen wahrscheinlich nicht anrühren könnte …

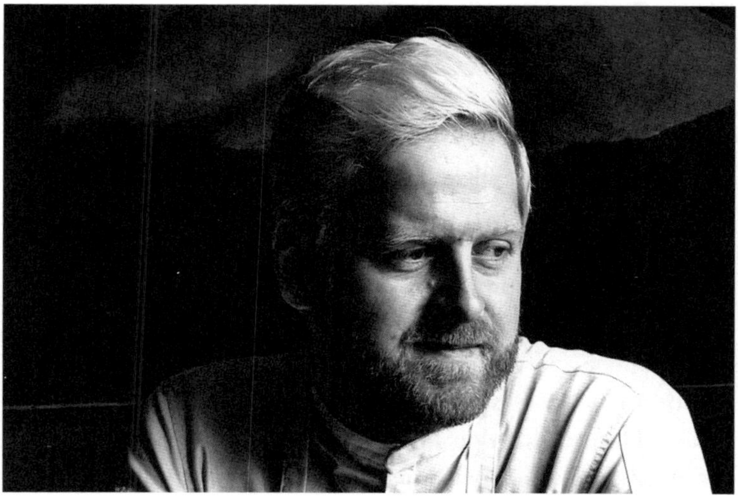

Ricky Saward

▶ **Info & Besonderheiten:**

Der weltweit erste vegane Sternekoch

1 Stern im Guide Michelin (seit 2020)

1 grüner Stern im Guide Michelin (seit 2020)

Wo? Seven Swans, Frankfurt am Main, www.sevenswans.de

Maria Groß

1. Essen ist für mich …

… ein Gefühl der Geborgenheit, der Gemeinschaft und des Zusammenfindens. Da sitzen alle zusammen am Tisch, tauschen sich aus, sind beisammen – egal, wie groß oder klein die Familie ist. Bei uns wurden schon in der Kindheit Streitigkeiten während der Zeit am Tisch ad acta gelegt. Zu wichtig war es, die positiven Gefühle beim Essen zu teilen, mit allen Sinnen zu genießen und Freude zu teilen – weil es einfach gut schmeckt! Wenn ich an mein Wohlfühl-Essen denke, habe ich nicht die große weite Welt auf der Zunge, sondern Dinge, die ich kenne und die nach Heimat schmecken: der Geschmack von Butter, von Karamell, von Röstaromen – das schenkt mir ein warmes Gefühl.

2. Essen begeistert die Massen, weil …

… wir uns mit einem guten Essen Freude im Alltag schaffen. Gute Küche kann so einfach sein: Wunderbare, naturbelassene Zutaten werden mit ein paar Spritzern Zitrone oder einem eleganten Öl zum Genuss. Kochfernsehen, Foodblogs und Bücher können helfen, weil sie ein Bewusstsein für Vielfalt schaffen. Jede neue Idee, zum Beispiel eine Erbsensuppe mal mit frischer Minze aufzupeppen, ist doch schon viel wert. Ich muss aber zugeben: Das deutsche Kulinarik-Verständnis enttäuscht mich. In Spanien oder Italien ist man so stolz auf seine regionalen Besonderheiten. Regionalbewusstsein wird dort in jedem Gericht zelebriert. Hier hört der kulinarische Stolz nach Weihnachtsgans, Erdbeeren und Spargel auf.

Dabei ist Essen ein Kulturgut, das es zu schätzen und zu schützen gilt. Statt Fertigfraß im Supermarkt zu kaufen, sollten mehr Menschen voller Stolz, Neugier und Lust mit regionalen, saisona-

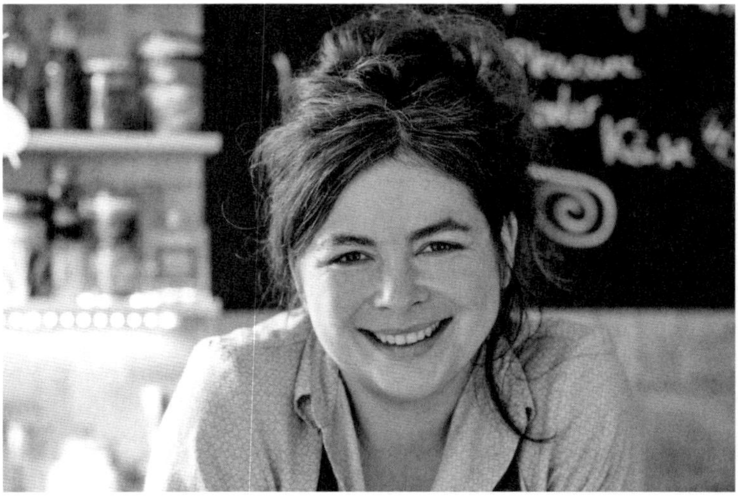

©Adria Liebau

Maria Groß

len Zutaten kochen: mit Freude Wildkräuter pflücken und probieren, mit offenem Herzen mit dem Bauern im Nachbardorf ins Gespräch kommen und Eier von glücklichen Hühnern kaufen oder Keramik auf dem lokalen Töpfermarkt entdecken und davon mit Genuss essen. Auch die Politik könnte ein Bewusstsein für die Bedeutung des Essens fördern: Sie sollten in Betriebskantinen auf Regionalität und Saisonalität setzen, bei der Expo auch dem deutschen Essen einen Stand widmen. Alleine die Tatsache, dass während Corona Dönerläden geöffnet bleiben durften, während identitätsstiftende Gastronomien schließen mussten, zeigt, dass Kulinarik nicht genügend Wert eingeräumt wird.

3. Als Henkersmahlzeit würde ich mir Folgendes wünschen:
Eine selbst gekochte Tomatensoße mit Nudeln. Als Kind habe ich es gehasst, meiner Mama im Garten zu helfen, zu buddeln, zu ernten und die frischen Früchte dann einzukochen. Das hat mich

aber so sehr geprägt, dass Spaghetti Napoli aus Gartentomaten für mich auch heute die heile Welt bedeuten.

▶ **Info & Besonderheiten:**

War 2013 mit 34 Jahren Deutschland jüngste Sterneköchin

TV-Jurorin bei »Die Küchenschlacht« (ZDF)

TV-Jurorin bei »The Taste« 2019 (Sat.1)

Wo? Bachstelze, Erfurt, www.mariaostzone.de

Mike Süsser

1. Essen ist für mich ...

... alles in einem: Freizeit pur, abschalten, genießen – und über alle Sinne in eine neue Stimmung kommen. Ein gutes Essen berührt einen ja komplett: Körper und Seele! Ich schätze die bunte und mittlerweile so vielseitige Streetfood-Kultur sehr – und liebe diese Vielfalt, welche diese kreativen Jungs und Mädels auf die Beine stellen! Am liebsten esse ich aber nicht zwischendurch, sondern nehme mir Zeit und setze mich mit dem Partner und Freunden hin. Das sind die wertvollen Momente im Leben, in denen man gemeinsame Zeit verbringt, kommunizieren und genießen kann.

2. Essen begeistert die Massen, weil ...

... es unterhält, inspiriert, erdet und die Macht hat, Menschen miteinander zu verbinden: Alle Schichten, Klassen, Generationen und Kulturen. Heute können wir jeden Tag in Städten die vielseitigen Geschmäcker, die unsere bunte Welt zu bieten hat, kennenlernen. Wir können über die Multikulti-Gerichte andere Kulturen spüren, erleben und genießen. Dass wir immer mehr zusammenschmelzen und Grenzen überwinden, ist für mich eine großartige Entwicklung.

Ob Deutschland, Österreich oder die Schweiz, ich halte den deutschsprachigen Raum für eine sehr kochaffine Region. Denn ob Kochfernsehen oder Kochbücher – beides findet Anklang bei der breiten Masse. Es bietet ehrliche Unterhaltung jenseits von Trash-TV, lenkt dabei auf vernünftige und ratgebende Weise von schlechten Nachrichten wie Corona oder Kriegen ab und weckt Erinnerungen an Mama, Oma und eine heile Welt. Wer dann noch lernt, wie man den guten, alten Schweinebraten über eine Weiterentwicklung in Optik und Design zu einem modernen Ge-

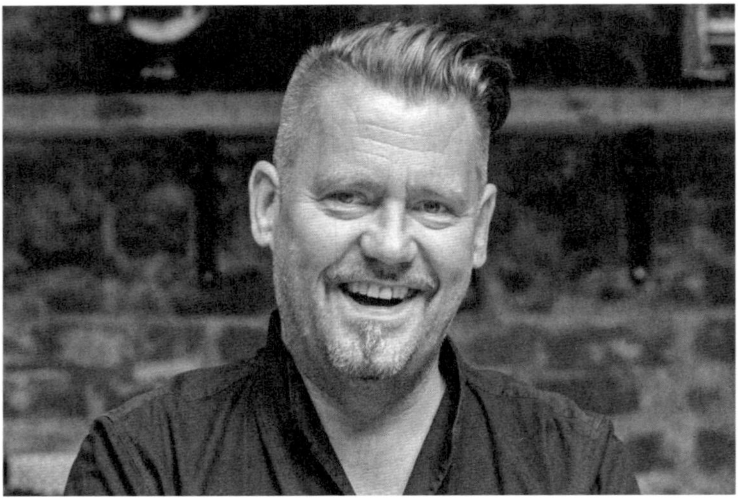

Mike Süsser

richt zaubert, nimmt Inspiration mit in den eigenen Alltag und schafft neue Genussmomente.

3. Als Henkersmahlzeit würde ich mir Folgendes wünschen …

Ich habe so viele Lieblingsgerichte und könnte mich da gar nicht entscheiden. Ein Gin Tonic wäre aber wichtig – so könnte ich gut gelaunt abtreten.

▶ **Info & Besonderheiten:**

Unter den Top 20 Köchen Österreichs 2014 (Schlemmeratlas)
Fernsehkoch, Juror und Moderator bei »Mein Lokal, Dein Lokal« (Kabel 1)

Wo? Gmundnerberghaus, Altmünster am Traunsee, Österreich, https://mike-suesser.com

Mario Lohninger

1. Essen ist für mich …

… der Schlüssel zu einer anderen Welt: Es versetzt mich in eine andere Atmosphäre und Zeit, gibt mir Energie und weckt Erinnerungen! Besonders die österreichisch-böhmische Küche kann mich bei schlechter Laune absolut verzücken – etwa ein guter Kaiserschmarrn – das ist Süßes für die Seele!

Als Koch bin ich immer davon getrieben, andere Kulturen zu verstehen und zu genießen. In Japan habe ich zum Beispiel gelernt, dass man Wasabi zum Sushi isst, weil es eine antibakterielle Wirkung hat. Ich gucke gerne genauer hin, frage mich, warum Menüs und Rezepte entstanden sind – und schicke meine Gäste mit meinen Gerichten auf eine Reise. Ich finde es toll, wenn auch junge Leute geil essen gehen, und bin als Koch glücklich, wenn ich Seele und Leidenschaft im Essen spüre.

2. Essen begeistert die Massen, weil …

… es einen Lifestyle vermittelt. Köche wie Jamie Oliver und Tim Mälzer haben Kochshows auf rebellische Weise neu gestaltet, plötzlich die Magie Londons, das Lebensgefühl New Yorks oder die Leidenschaft einer italienischen Nonna in die Wohnzimmer gebracht. Ein Restaurantbesuch in unserer heutigen globalisierten Welt ermöglicht jedem einen Kurztrip in ein anderes Land – voller Gemeinschaftsgefühl, Weltoffenheit und freiem Denken.

3. Als Henkersmahlzeit würde ich mir Folgendes wünschen …

Da würde ich mir ein paar Tage Zeit lassen wollen und all meine Lieblingsspeisen noch einmal mit den engsten Freunden und der Familie genießen: Spaghetti alla Chitarra, knusprige Sushi-Vul-

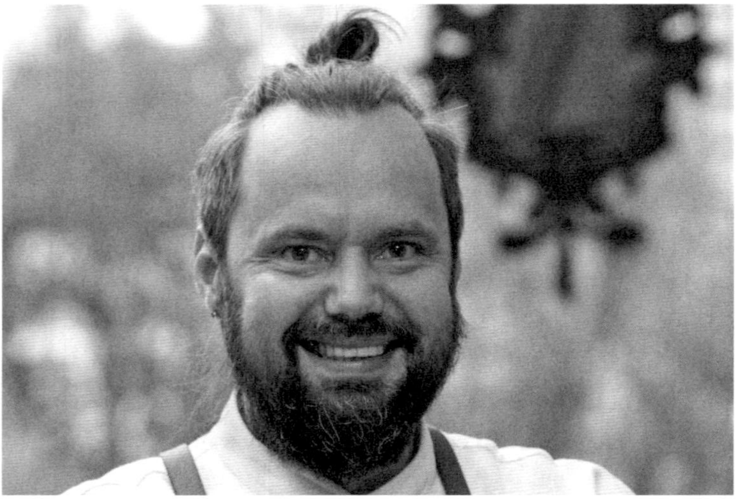
© Martin Joppen

Mario Lohninger

cano-Rolls, Hummergröstl und ein richtig guter Schweinsbraten dürften da nicht fehlen.

▶ **Info & Besonderheiten:**

Kochte als internationaler Gastkoch bereits am thailändischen Königshof

Koch des Jahres 2011 (Gault Millau)

Wo? Restaurant Lohninger, Frankfurt am Main, https://lohninger.de

Marco Müller

1. Essen ist für mich …

… ganz, ganz, ganz viel! Es gibt wenig, was privater oder intimer ist, weil es Körper und Geist berührt, Nationalität, Regionalität und Kulturen widerspiegelt – und die intensivsten Erinnerungen weckt. Solch starke Gefühle und Erinnerungen auszulösen schafft sonst nur die Musik.

Ich denke, unser Geschmack wird schon als Kind stark davon geprägt, ob unsere Mutter frisch gekocht hat, ob Süßes, Salziges oder Scharfes auf den Tisch kam. Am Kochen finde ich besonders faszinierend, dass wir durch das Verändern und Verfeinern von Produkten mit Vorurteilen aufräumen können. Ich selbst habe als Kind zum Beispiel Rote Bete gehasst. Diese erdige Knolle musste man mir nicht auftischen! Doch irgendwann habe ich sie einmal so gut zubereitet gegessen, dass ich Gefallen daran gefunden habe: Plötzlich habe ich neben dem Erdigen auch noch fruchtige Säure und nussige Aromen geschmeckt – ein wunderbares Produkt!

2. Essen begeistert die Massen, weil …

… es lange Zeit leider nicht so war. Geprägt von der Nachkriegszeit haben die Deutschen lange Zeit nur wenig Geld für Lebensmittel ausgegeben: billiges Fleisch, billige Zutaten, mit denen es auch schwieriger ist, gut zu kochen. Hinzu kam die Emanzipation der Frau, welche erst mal dazu geführt hat, nicht mehr in der Küche stehen zu müssen – DAS Sinnbild für eine neu gewonnene Freiheit. Heute herrscht ein neuer Zeitgeist. Mann und Frau haben sich von diesen Muss-Fesseln gelöst. Kochen ist zu einem Lifestyle und Luxus geworden, dem man sich wieder gerne mit Freude widmet. Das ist eine tolle Entwicklung! Auch beflügelt durch Corona wächst eine neue Generation heran, die Spaß an

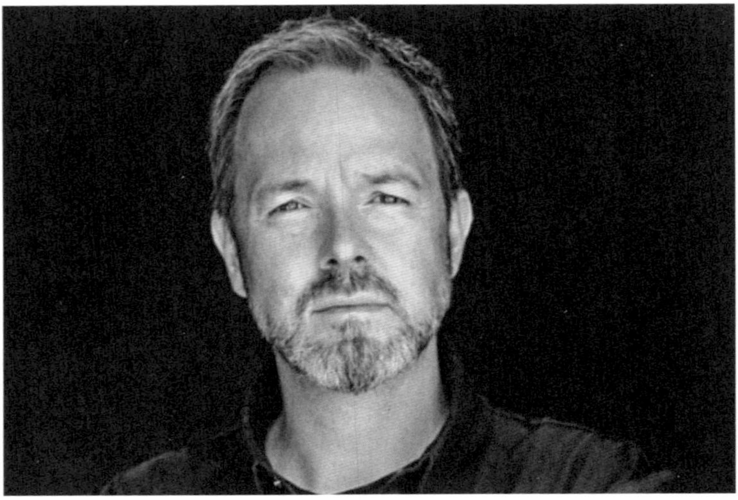

© Ricarda Spiegel

Marco Müller

Regionalität, Saisonalität, Nachhaltigkeit und frischen Produkten hat. Kochbücher, TV-Kochformate und Foodblogs bieten da spannende Einblicke, wie man vernünftig kocht und leckere Gerichte selber macht.

3. Als Henkersmahlzeit würde ich mir Folgendes wünschen:
Wahrscheinlich gegrilltes fettiges Fleisch: ein gut durchwachsenes Stück Rind über dem Holzkohlegrill zubereitet oder die süß-sauren verlorenen Eier meiner Oma: In eine Mehlschwitze mit Speck, Brühe, Milch, Essig, Senf, Salz und einer riesigen Flocke Butter hat sie richtig gute Landeier reinplumpsen lassen. Heraus kamen pochierte Eier in einer wunderbaren Sauce mit buttrigem Kartoffelstampf aus dem eigenen Garten. Schon als Kinder haben wir so viel davon gegessen, bis absolut nichts mehr reingepasst hat!

► **Info & Besonderheiten:**

3 Sterne im Guide Michelin (seit 2020)
Koch des Jahres 2018 (Rolling Pin Award)
Platz 6 der 100 besten Köche Deutschlands 2021
Weltrang Nr. 72 (Best Chef Award 2021)
Wo? Restaurant Rutz, Berlin,
https://rutz-restaurant.de

Cynthia Barcomi

1. Essen ist für mich …

… weit mehr als nur Ernährung. Es ist gesellig: Wir sitzen zusammen – ob mit Freunden oder Familie, und tauschen uns beim Essen aus. Es ist feierlich: Es gibt immer Essen bei unseren Feierlichkeiten zu Hause. Ob es um eine Schwangerschaft geht, Weihnachten, Ostern, Geburtstage – wir feiern immer mit einem schönen Essen. Essen ist Liebe denn nichts ist kostbarer als das, was man für jemanden kocht oder bäckt!

Ich koche ebenso gut und gerne, wie ich backe. Nichtsdestotrotz liebe ich das Backen und Süßigkeiten, weil man nie für sich alleine bäckt. Backen ist ein Luxus, weil man sich davon allein nicht ernähren kann. Das Backen beinhaltet das Teilen – und das mag ich sehr gerne. Es ist sehr präzise, aber wenn man sich mit den Zutaten und deren Rolle in einem Rezept auskennt, hat man doch viel Flexibilität.

2. Essen begeistert die Massen, weil …

… es sinnlich und kreativ ist. Es kann auch herausfordernd, emotional und bewegend sein! Essen fasziniert viele Leute. Es steckt sicher auch eine Art Voyeurismus hinter dem Schauen von Kochsendungen, weil nicht alle Leute so leben oder kochen, wie sie es im Fernsehen erleben. Ob sie danach selber kochen oder backen, ist natürlich eine ganz andere Sache.

3. Als Henkersmahlzeit würde ich mir Folgendes wünschen:

Für mein neues Buch habe ich ein Brotrezept mit Miso entwickelt. Es ist gefüllt und gedreht mit einer Gewürzmischung – das würde ich mir wünschen, zusammen mit einem Obstsalat aus Brombeeren, Himbeeren, Erdbeeren und Melone!

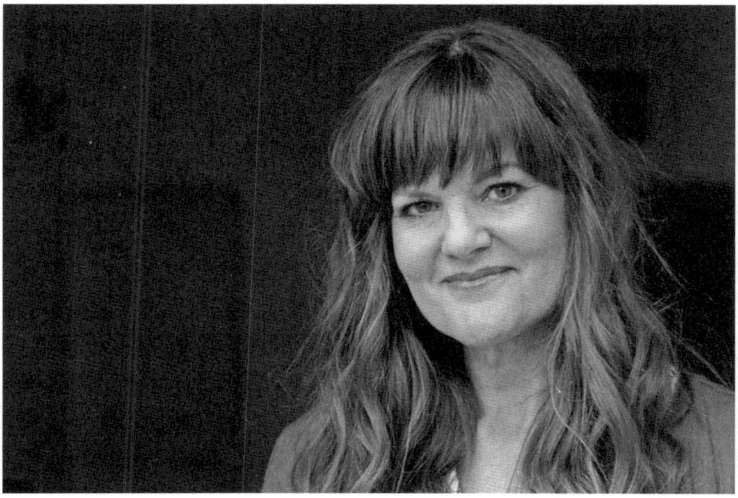

© Nicky Walsh

Cynthia Barcomi

▶ **Info & Besonderheiten:**
Fernsehköchin und Buchautorin mit Spezialisierung auf amerikanische Backspezialitäten.
Regelmäßig im TV bei »ARD Buffet« und »Volle Kanne« (ZDF)
Wo? Barcomi's Café & Kaffeerösterei, Berlin,
www.cynthiabarcomi.com

Clemens Rambichler

1. Essen ist für mich …,

… wenn es qualitativ und handwerklich gutes Essen ist, elementar – und eine Lebenseinstellung. Wenn dann noch eine gesellige Runde, ein paar gute Gläser Wein und die passende Musik dazukommen, gibt es für mich kaum etwas Schöneres.

2. Essen begeistert die Massen, weil …

… es mittlerweile zu einer Art Lifestyle geworden ist. Ich sehe da aber auch noch viel Potenzial nach oben. Gerade in der heutigen Zeit, in der sich der Gedanke der Nachhaltigkeit immer stärker in unser tägliches Leben integriert und die Ernährung dabei eine riesige Rolle spielt, wollen und fordern viele interessierte Menschen mehr Hintergrundinformationen zu ihrem Essen. Sie fragen sich: Wie wird das eigentlich gemacht und warum? Muss man dieses Rezept mit Fleisch kochen oder gäbe es vielleicht eine Alternative? Tipps von Könnern, sei es in einem guten Restaurant, im Fernsehen, in Büchern oder im Internet, bieten da Inspiration.

3. Als Henkersmahlzeit würde ich mir Folgendes wünschen:

Kaspress-Knödel von Oma Lisl.

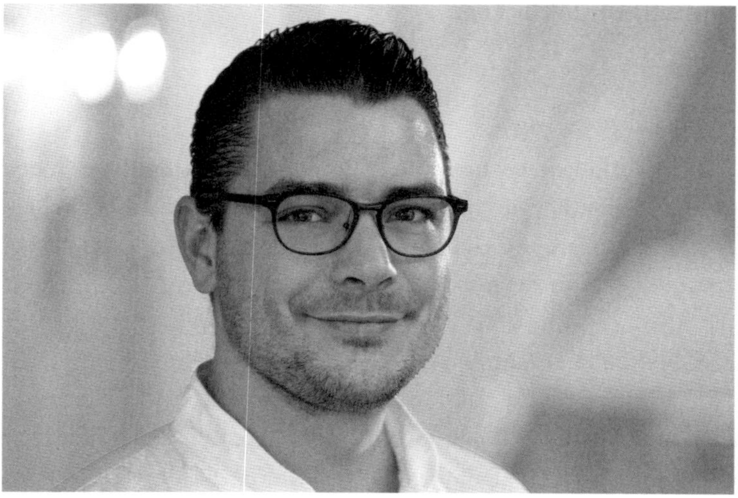

© Christopher Arnoldi

Clemens Rambichler

► **Info & Besonderheiten:**

3 Sterne im Guide Michelin (seit 2018)

Platz 11 der 100 besten Köche Deutschlands 2021

Spitzenkoch des Jahres 2024 (Schlemmer Atlas)

Koch des Jahres 2018 (Feinschmecker)

Wo? Restaurant und Waldhotel Sonnora, Dreis, www.hotel-sonnora.de

Ludwig »Lucki« Maurer

1. Essen ist für mich …

… das Wichtigste im Leben! Ich bin ja schon in einer bayerischen Wirtshausfamilie groß geworden. Mein Papa war Koch, meine Mama Wirtin, mein Opa Landwirt. Ich bin heute selbst Koch, Bauer, Rinderzüchter und Gastgeber, produziere und verarbeite Lebensmittel. Aber auch in meiner Freizeit bestimmt Essen mein Leben: Ich gehe gerne essen und mag einfach jede Form von Essen – vom Drei-Sterne-Restaurant bis zum Bierzelt oder der vegetarischen Lasagne in der Studenten-WG. Es gibt nix Geselligeres und Wohltuenderes!

Für mich ist das Schönste an der Kulinarik, dass sie so bunt und vielseitig ist: Es gibt keine Vorurteile, keinen Rassismus. Wäre der Rest der Welt nur halb so bunt wie die Kulinarik, gäbe es keine Kriege!

2. Essen begeistert die Massen, weil …

… es jeder tun muss! Wir können uns entscheiden, ob wir rauchen oder Alkohol trinken, aber das Einzige, was wir wirklich tun müssen, ist essen und trinken. Der menschliche Körper ist nicht umsonst mit Geschmacksnerven ausgestattet. Wir haben feine Sinne und können durch feine Zutaten, gekonnte Zubereitung, Leidenschaft und Passion aus dem Notwendigen etwas sehr, sehr Schönes und Genussvolles machen!

Viele nennen mich den »deutschen Fleischpapst«. Als Rinderzüchter ist mir besonders wichtig, dass die Menschen verstehen, dass Fleisch kein Produkt ist, sondern das allerwertvollste Lebensmittel, das wir haben. Nur weil wir Tiere als Nutztiere bezeichnen, dürfen wir sie nicht ausnutzen. Ob Rinder, Schweine oder Hühner – das sind Lebewesen, die uns vieles geben, zu unserer Gesundheit, unserem Genuss und unserem Wohlbefinden beitra-

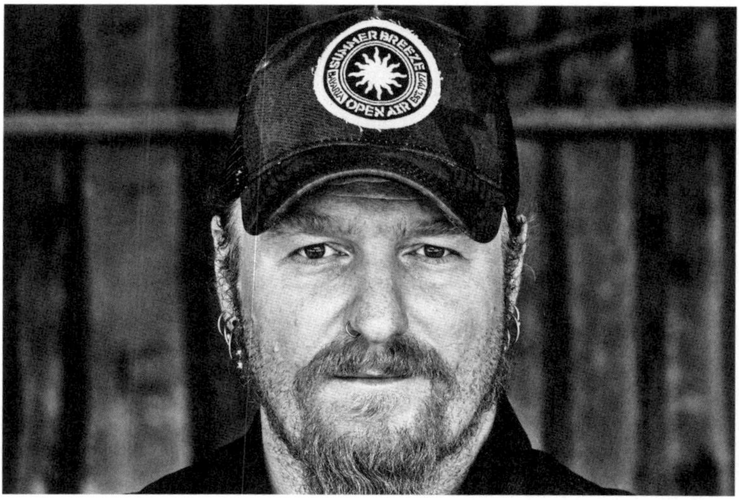

Ludwig Maurer

gen. Wir sind es ihnen schuldig, uns beim Einkauf bewusst Gedanken um ihre Haltungsform zu machen!

3. Als Henkersmahlzeit würde ich mir Folgendes wünschen:
Das kommt drauf an, wo man mich aufhängt! In Frankreich wünsche ich mir ein Bœuf bourguignon und eine schöne Flasche Petrus, in Italien eine Pizza Diavolo und guten Casallaia, in Bayern einen krossen Krustenbraten mit Knödeln und eine Halbe Bier – Hauptsache, es schmeckt authentisch!

▶ **Info & Besonderheiten:**
Koch und Landwirt mit Europas erster Bio-Wagyū-Rinderzucht
Verfechter des Konzepts »From nose to tail«
Platz 22 der 100 besten Köche Deutschlands 2020 (Rolling Pin)
Wo? Ludwig Maurer's MEATing Point, Kurse und Events, Rattenberg, www.ludwigmaurer.com

Thomas Bühner

1. Essen ist für mich …

… die Grundlage des menschlichen sozialen Lebens. Es ist viel mehr als die bloße Befriedigung des Grundbedürfnisses Hunger. Menschen kommen zusammen an einem gemeinsamen Tisch, schenken einander Zeit, teilen dabei Lebensfreude und ein mit Liebe zubereitetes Mahl – was kann es Schöneres geben? Für mich ist ein gemeinsames Essen die größte Wertschätzung, die man seinen Mitmenschen geben kann.

2. Essen begeistert die Massen, weil …

Ich glaube nicht, dass Essen die Massen mehr begeistert als früher. Noch vor 100 oder 150 Jahren gab es nichts Wichtigeres am Tag als die Frage: Was essen wir? Heute ist diese Frage zur Nebensächlichkeit geworden, weil es ein Überangebot an To-go-Offerten und Convenience-Food gibt. Es wäre doch schön, wenn sich die Menschen wieder öfter mehr Zeit nehmen würden, sich hinzusetzen und das Mahl, das ihnen jemand – egal ob Hausfrau oder Profikoch – mit Liebe und Geduld zubereitet hat, schätzen und genießen.

Rezeptbücher, Foodblogs und Kochsendungen sind beliebt. Der Journalist Jürgen Dollase hat aber mal gesagt: »Wer glaubt, dass nach dem Schauen von Kochsendungen gekocht wird, glaubt auch, dass nach Sportsendungen Sport getrieben wird.« Das ist eben nicht so. Das merke ich auch, wenn ich Rezepte veröffentliche und die einfachsten Dinge, wie Mengenangaben, zu Leserbriefen führen: Wenn zum Beispiel drei Eier in einem Rezept stehen, fragen die Leute, ob sie nun Größe S, M oder L nehmen sollen. Da spüre ich Verunsicherung, statt Freude am Ausprobieren und Kochen. Ich würde mir wünschen, dass sich die

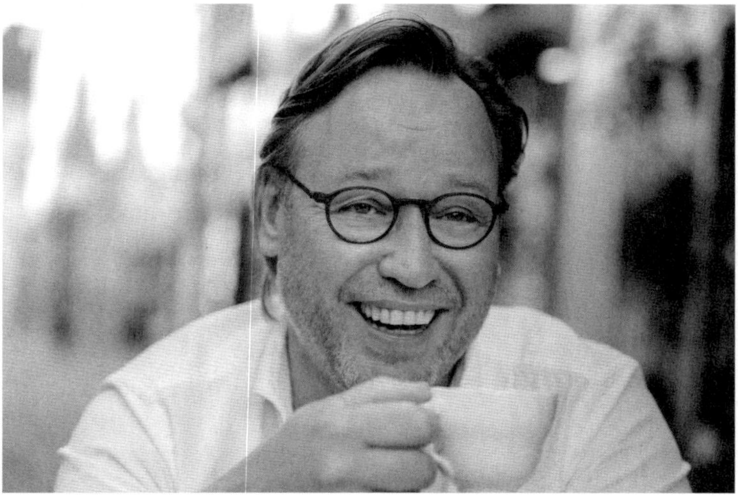

© Tobias Schwertmann

Thomas Bühner

Menschen wieder mehr trauen zu kochen und die riesige Vielfalt, die uns zur Verfügung steht, zu schätzen und zu nutzen. Für mich gibt es nichts Tolleres, als saisonales Gemüse zu genießen: Junge Kartoffeln im Frühling, der erste Spargel im Frühsommer, heimische Äpfel, Zwetschgen sowie Grünkohl und Rotkohl im Winter – da freue ich mich jedes Jahr wie ein kleines Kind! Die Vielfalt unserer Natur ist großartig, kann zu tollen Gerichten verarbeitet werden und Menschen zu einem gemeinsamen Festmahl zusammenbringen – das begeistert!

3. Als Henkersmahlzeit würde ich mir Folgendes wünschen:
Mich begeistert die Vielfalt von Käse, Brot und Wein, deshalb würde ich mir eine riesige bunt gemischte Käseplatte wünschen. Mit knusprigem Brot sowie verschiedenen Weiß-, Rot- und Süßweinen könnte ich schöne letzte Stunden mit meiner Frau und meinen liebsten Freunden verbringen. Wir könnten zusammen

von üppig beladenen Tellern aus der Mitte des Tisches essen, darüber sprechen und ein schönes Event für Leib und Seele daraus machen – vielleicht ein bisschen wie beim letzten Abendmahl.

▶ **Info & Besonderheiten:**

3 Sterne im Guide Michelin (2011–2018, La Vie, Osnabrück)

Koch des Jahres 2006 (Gault Millau)

Wo? La Vie by Thomas Bühner, Düsseldorf und Taipeh, www.thomasbuehner.de

Sonja Baumann

1. Essen ist für mich …

… Liebe, weil man ohne Liebe kein gutes Essen zubereiten, abschmecken oder kreieren kann. Ich koche immer so, als wäre ich selbst derjenige, der im Gastraum sitzt und gleich den Teller vorgesetzt bekommt.

2. Essen begeistert die Massen, weil …

… es nicht mehr allein dazu da ist, den Hunger zu stillen. Essen im Restaurant muss ein Erlebnis sein. Da geht es neben der Nahrungsaufnahme um das Gesamtkonzept des Restaurants, den Service, die Getränke und teilweise auch die Show am Tisch, die Köche auffahren.

Kochsendungen zeigen einem, dass Kochen auch Spaß machen kann. Und ich denke, dass Foodblogs so populär geworden sind, weil auch diese zeigen, dass man einfach kreativ sein und ein leckeres Gericht auch zu Hause umsetzen kann. Nicht nur Essen macht glücklich, sondern auch der Weg dahin!

3. Als Henkersmahlzeit würde ich mir Folgendes wünschen:

Einen »halven Hahn« (das ist der kölsche Name für ein Röggelchen mit mittelaltem Gouda, Zwiebel und Senf) – und dazu ein Mettbrötchen! Weil diese beiden Gerichte so viele schöne Erinnerungen bei mir wachrufen, die ich zum Ende meines Lebens noch mal Revue passieren lassen wollen würde. So würde ich definitiv lächelnd sterben.

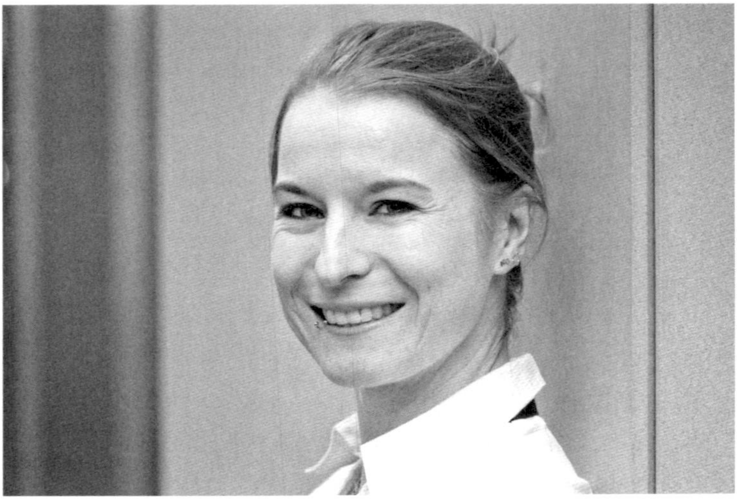

Sonja Baumann

▶ **Info & Besonderheiten:**
Macht in der Doppelspitze mit Erik Scheffler Sterne-Gastronomie ohne Dresscode und Spießigkeit
1 Stern im Guide Michelin (seit 2014)
Newcomerin des Jahres 2016 (FAZ)
Best of Next Generation 2017 (Feinschmecker)
Wo? NeoBiota, Köln, www.restaurant-neobiota.de

NACHWORT
Essen hat Respekt verdient!

20 Thesen und 20 Gespräche, die vielseitiger nicht sein könnten und die zeigen: All das kann Essen sein! Es ist nicht nur ESSENziell, also lebensnotwendig für unseren Organismus, sondern auch für unsere Kultur, unser körperliches, geistiges und soziales Wohlbefinden: unsere Seele! Nach all den Recherchen, Interviews, Fakten-Analysen und ganz persönlichen Gedankenspielen denke ich, dass es der Schweizer Sternekoch Stefan Wiesner am besten zusammengefasst hat: »Essen ist Macht.« Es kann uns gesund und krank machen, es hat die Macht, Menschen einander näherzubringen und versöhnlich zu stimmen. Mit bewussten Konsumentscheidungen gibt Essen jedem Einzelnen zudem die Macht, Einfluss auszuüben. Wir können regionale, faire Produzenten unterstützen, die sich um Naturschutz und Tierwohl bemühen – oder Großkonzerne reicher machen. Wir können Essensreste bewusst verkochen, krumme Gurken und abgelaufenen Frischkäse kaufen, um Foodwaste zu vermeiden und damit unseren eigenen CO_2-Fußabdruck ein bisschen kleiner halten. Wir können selbst pflücken und verkochen, was uns unsere Natur schenkt. Essen hat die Macht, Heimweh und Fernweh zu stillen, es kann uns neugierig, glücklich und traurig machen. Essen kann unseren Horizont erweitern, wenn wir potenziellen Nahrungsmitteln offen begegnen und Genussbereitschaft zeigen.

Kochbücher waren schon in der frühen Neuzeit die ersten auflagenstarken Werke neben der Bibel. Sie sind neben all den Kochsendungen, Food-Blogs und -Podcasts auch heute noch gefragt, weil wir alle etwas mit diesem Thema anfangen können. Dass Essen und Alltagsleben sehr stark miteinander verknüpft sind, zeigt sich bei genauerer Betrachtung schon in dem Wort »Diät«. Es kommt von dem altgriechischen Begriff »Diaita« und meinte ursprünglich nicht nur die Ernährungsweise, sondern die komplette Lebensweise und -haltung. Der ehemalige Sternekoch Franz Keller schreibt im Schlusswort zu seinem Buch *Vom Einfachen das Beste* (Westend, 2018):

> »Essen ist die Essenz unseres Lebens, das müssen wir uns immer wieder klar machen. Und wenn wir das erst einmal verinnerlicht haben, werden wir auch die richtigen Schritte gehen. Wir haben es selbst in der Hand, die Kontrolle über unser Essen wieder zurückzugewinnen. Am besten fangen wir gleich heute damit an. Also ab in die Küche – und die Pfannen fliegen lassen.«

Dieses Plädoyer ist wichtig. Kein Kochmuffel muss jetzt plötzlich in die Küche stürmen und draufloskochen. Aber statt uns zwischendurch und unbedacht einen Cheeseburger im Feierabendstau oder ein Aufback-Croissant im Fahrstuhl ins Büro reinzudrücken, sollten wir erkennen, das Essen etwas ganz Besonderes ist, das unsere Anerkennung und unseren Respekt verdient hat! Das gilt für die Grundprodukte und deren Erzeuger, wie für die vielen Kochenden und Backenden die uns Tag für Tag mit Essen beglücken! Neben zwischenmenschlichen Beziehungen ist Essen das Wichtigste, was wir haben: Essen ist unsere Vergangenheit, Gegenwart und Zukunft.

DANKSAGUNGEN

Einige Sammelbände und Fachbücher wie etwa *Theorien des Essens* (Suhrkamp, 2017), *Soziologie des Essens* (Juventa 1999) oder *Zur Soziologie des Essens* (Leske + Budrich 1997) widmen sich bereits in deutscher Sprache umfangreich – aber eben sehr theoretisch und komplex – der Vielschichtigkeit dieses Themas. Die gesellschaftliche Bedeutung des Essens in einem Buch zu bündeln, das beim Lesen auch noch Spaß machen, Rat geben und inspirieren soll – das war mein Ziel. Dazu beigetragen haben die vielen Interviewpartner, die ich für dieses Projekt gewinnen konnte: Vielen Dank an all die Alltagsheldinnen und -helden, an die Experten, Historiker, Spitzenköchinnen und -köche. Gemeinsam können wir hoffentlich dazu beitragen, dass eben nicht nur Dozierende und Studierende, sondern viele Menschen dieses Buch lesen werden und dem Thema Essen mehr bewusste Aufmerksamkeit schenken – es zu schätzen, zu hinterfragen und zu lieben lernen!

Essen, kochen, würzen und in geselliger Runde zu schlemmen hat in meiner Familie immer einen hohen Stellenwert gehabt. Mama und Oma kochten täglich – und ich half beim Schnippeln und Würzen. Mit zehn Jahren würzte ich alles am liebsten mit Currypulver, bis meine Mutter es nicht mehr riechen oder schmecken konnte. Danke, dass ich mich stets ausprobieren durfte – daran bin ich gewachsen. An Festtagen war die Tafel über und über beladen mit allerlei Köstlichkeiten, ganz nach Omas Motto: »Dass auch bloß niemand hungrig vom Tisch aufsteht!« Mit meinem Vater und meiner Stiefmutter streifte ich oft durch die Wälder, um Pilze zu pflücken, lernte, wie man sie trocknet, wie man selbst Gemüse anbaut, und unternahm meine erste große Fernreise nach Thailand. Sie alle haben mit ihren Leidenschaften und Genussfreudigkeiten den Grundstein für mein tiefes Interesse an diesem Thema geweckt. Danke an Julia und Dana, die Essen genauso lieben wie ich, als Erstleserinnen Begeisterung gezeigt haben und mir so Mut gemacht haben, mein Buchprojekt fortzusetzen. Und auch meinem Mann will ich an dieser Stelle danken, für die stets offenen Ohren und inspirierenden Inputs während des Recherche- und Schreibprozesses. Auch meinem Mann will ich an dieser Stelle danken, für die stets offenen Ohren und inspirierenden Inputs während des Recherche- und Schreibprozesses. Du bist mein schärfster Kritiker, bester Freund und Herzensmensch, mit dem ich am liebsten genieße!

Dieses Buch wurde außerdem durch das Stipendienprogramm 2021 der VG Wort, im Rahmen des Bundesprogramms NEUSTART KULTUR der Beauftragten der Bundesregierung für Kultur und Medien unterstützt. Meine liebe Journalisten-Kollegin Annelie riet mir, mich zu bewerben. Als freie Journalistin war es mir so, mitten in der Coronapandemie, möglich, erste Grundsteine für mein Projekt umzusetzen. Auch dafür möchte ich mich bedanken – bei Annelie und bei der Verwertungsgesellschaft Wort, die stets für die Urheberrechte der Journalistinnen und Journalisten in Deutschland eintritt!

Zuguterletzt möchte ich auch dem Westend-Verlag und meinem Lektor Emil Fadel für die tolle Zusammenarbeit danken. Ein geschriebenes Buch, das in der Schublade versauert, kann nichts bewegen. Dank Euch konnte ich mein Werk in die Welt hinaus entlassen – voller Vorfreude, Stolz und ganz viel Neugier darauf, was noch kommen mag.